高等学校"十四五"医学规划新形态教材

组织学与胚胎学实验教程

Zuzhixue yu Peitaixue Shiyan Jiaocheng

第 3 版

主　编　张　标

副主编　郭洪胜　叶晓霞

编　委（以姓氏拼音为序）

崔红晶	郭洪胜	黎　鹏
罗英梅	王　森	吴民华
叶晓霞	衣艳梅	张　标
张　贺	周世雄	

中国教育出版传媒集团

高等教育出版社·北京

内容简介

本书为"十二五"普通高等教育本科国家级规划教材《组织学与胚胎学》的配套实验教程。全书共21章。每章开头设"目的和要求"栏目，以学生为中心，提出了知识、能力和素养目标。组织学部分，实验内容循序渐进，从肉眼观察到低倍和高倍镜下观察，主要组织结构均附有相应的实物图片。胚胎学部分，以国内常用的胚胎模型为主，附以少量显微图像和大体实物照片。对于实验中可能难以观察的结构还编排了适当的示教内容。插图全部采用中英文对照的图注，便于学生双语学习，提高学习效果。本书采用纸质教材配数字课程的新形态教材形式出版，数字课程既有相关的知识扩展和图片，也有习题供学生自学时参考。

本书适用于高等医药院校五年制和四年制本科生，也适用于成人教育本、专科学生使用。

图书在版编目（CIP）数据

组织学与胚胎学实验教程/张标主编．--3版．--北京：高等教育出版社，2023.11（2024.7重印）
ISBN 978-7-04-060806-9

Ⅰ．①组… Ⅱ．①张… Ⅲ．①人体组织学－实验－高等学校－教材②人体胚胎学－实验－高等学校－教材
Ⅳ．①R32-33

中国国家版本馆CIP数据核字（2023）第122549号

| 策划编辑 | 瞿德竑 | 责任编辑 | 瞿德竑 | 封面设计 | 赵 阳 | 责任印制 | 沈心怡 |

出版发行	高等教育出版社	网　址	http://www.hep.edu.cn
社　址	北京市西城区德外大街4号		http://www.hep.com.cn
邮政编码	100120	网上订购	http://www.hepmall.com.cn
印　刷	涿州市星河印刷有限公司		http://www.hepmall.com
开　本	787mm×1092mm 1/16		http://www.hepmall.cn
印　张	7.75	版　次	2010年8月第1版
字　数	160千字		2023年11月第3版
购书热线	010-58581118	印　次	2024年7月第2次印刷
咨询电话	400-810-0598	定　价	36.00元

新形态教材·数字课程（基础版）

组织学与胚胎学实验教程

（第3版）

主编　张标

登录方法：

1. 电脑访问 http://abooks.hep.com.cn/60806，或微信扫描下方二维码，打开新形态教材小程序。
2. 注册并登录，进入"个人中心"。
3. 刮开封底数字课程账号涂层，手动输入20位密码或通过小程序扫描二维码，完成防伪码绑定。
4. 绑定成功后，即可开始本数字课程的学习。

绑定后一年为数字课程使用有效期。如有使用问题，请点击页面下方的"答疑"按钮。

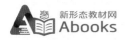
新形态教材网 Abooks

关于我们｜联系我们　　　　登录/注册

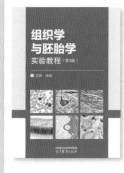

组织学与胚胎学实验教程（第3版）

张标

开始学习　　　收藏

　　《组织学与胚胎学实验教程（第3版）》数字课程与纸质教材一体化设计，紧密配合。数字课程包括根据知识点设计的知识扩展和图片，以及每章的习题，在提升课程教学效果的同时，为学生学习提供思维与探索的空间。

http://abooks.hep.com.cn/60806

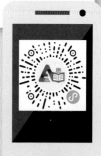

前　言

　　组织学与胚胎学是高等医学教育中重要的基础医学课程。实验课教学是以学生为中心，实现知识巩固、能力培养、价值塑造的重要环节。为了引导医学院校相关专业学生提高自主学习能力，树立沟通、表达、合作意识，练就发现、分析和解决问题的本领，从而理论联系实际完成知识内化，建构基础知识与临床疾病的联系，发展严谨求实、慎思明辨的科学精神，敬佑生命的职业素养，组织我校具有多年组织学与胚胎学实践教学经验的教师编写了此版教材。

　　本教材以"十二五"普通高等教育本科国家级规划教材《组织学与胚胎学》为依据，结合新时代高等医学教育发展趋势及本校形态学实验教学的实际需要，参考兄弟院校同类教材，为求做到简明扼要、目标明确、重点突出、实用性强。

　　本教材修订后，按照目前组织学与胚胎学教材章节的编写情况，删除了细胞一章，全书共 21 章，具有以下特点：①根据新版实验课教学大纲，引导学生循序渐进，从肉眼观察到低倍和高倍镜下观察，培养学生实际观察和描述标本的能力。②文字描述和彩色图谱相结合，图文并茂。全书插图 210 余幅，组织学部分全部采用光镜下组织学彩色图片，图像清晰，结构典型；胚胎学部分以国内常用的胚胎各期模型为主，附以少量显微照片和实物大体标本照片，直观、真实，视觉效果好。③为方便学生结合实物图掌握专业英文词汇，本教材插图全部采用中英文对照的图注。④为了体现以学生为中心，使学生抓住重点，在每个章节的开头部分开设了"目的和要求"栏目，明确提出了知识、能力和素养目标，使学生的每次实验课做到有的放矢，提高学习效果。⑤对于实验中可能难以观察的结构编排了适当的示教内容。⑥为充分利用日益发达的网络平台，扩展相关知识，配合教学改革，本版教材配有数字课程，包括供学生自主学习的知识扩展、图片及参考习题。

　　作为主编，衷心感谢高等教育出版社的大力支持！感谢各位编委为完成此书编写通力合作的团队精神和精益求精的工作态度！在本书即将问世之际，向第一版和第二版主编陈东教授、副主编郭惠兰副教授，编委张志平教授、贺晓舟老师、马瑗锾老师致以衷心的感谢！向关心和支持本教材编写工作的领导和同仁一并表示诚挚的感谢和崇高的敬意！

由于时间仓促，编者水平有限，书中难免有不妥或疏漏之处，敬请使用本书的同仁和学生提出宝贵意见。

广东医科大学　张标

2023 年 6 月

目 录

第❾章 循环系统 / 38

第❿章 免疫系统 / 44

第⓫章 内分泌系统 / 49

第⓬章 消化管 / 54

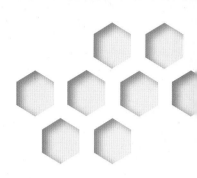

01 第 1 章

绪论 Introduction

目的和要求

学生在正确认识和使用光学显微镜的基础上，学会观察、描述、绘制标本显微结构的基本方法或原则；树立自主学习、沟通、表达、合作意识；养成理论联系实际的方法和严谨求实的学风。

一、组织学与胚胎学实验的目的和意义

组织学与胚胎学均属形态学科，学习者亲自观察组织与胚胎标本是本课程的重要环节之一。常言道"百闻不如一见"，实验课即是通过观察标本、示教、模型、多媒体投影片等，直接或较直接地认识学习对象，进而加深对理论内容的理解和记忆。在这些过程中，要学会熟练使用光学显微镜，了解组织学与胚胎学的常用技术，独立观察标本，培养空间思维能力、善于发现问题和解决问题的能力。

二、光学显微镜的构造与使用方法

光学显微镜（简称光镜）是组织学与胚胎学实验最常用的仪器，光学显微镜的使用是每一位医学生必须掌握的基本技能。

（一）光学显微镜的构造

光学显微镜由机械部分和光学部分组成（图 1–1）。

1. 机械部分 包括镜座、镜臂、载物台、粗螺旋与细螺旋、物镜转换器、电源开关、亮度调节钮和标本移动器。

（1）载物台：供放置标本用。中央有供光线穿通的圆孔。附有标本移动器，可沿前后左右方向移动标本。

（2）粗螺旋与细螺旋：用于升、降载物台，以调节焦距。

（3）物镜转换器：其上可安装 3~4 个具有不同放大倍数的物镜，物镜的选择靠物镜转换器实现。

2. 光学部分 包括物镜、目镜和聚光器等。

（1）物镜：其放大倍数以 4×、10×、40×、100× 表示。4×、10× 为低倍放大，40×、100× 为高倍放大，其中 100× 为油镜头，较少使用。

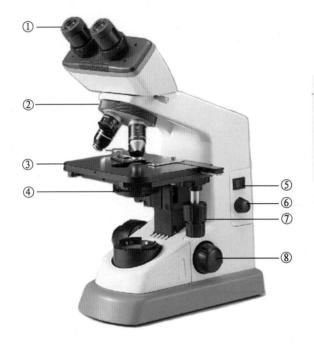

注意：为保证视野的清晰，必须保持镜头清洁。不得用手指或普通布片、纸片擦拭，更不能擅自卸下镜头，擦拭内表面。当镜头外表面有脏污时必须用特制的擦镜纸或细丝绸，蘸少许二甲苯拭净；其内面的脏污应请有关技术人员擦拭。

图 1-1　显微镜的构造
① 目镜（eyepiece）　② 物镜转换器（revolving nosepiece）　③ 载物台（stage）
④ 聚光器（condenser）　⑤ 电源开关（mains switch）　⑥ 亮度调节钮（lightness adjustment knob）
⑦ 标本移动器（sample movement adjuster）　⑧ 粗螺旋与细螺旋（coarse and fine adjustment knob）

（2）目镜：8× 或 10×，内含指针。

光学显微镜的放大倍数为物镜与目镜两者放大倍数的乘积。

（3）聚光器：在光源与载物台之间。其一侧装有升降螺旋，聚光器上升则视野亮度增强，反之减弱。

（4）光圈（亦称虹彩）：在聚光器下端。一侧有小柄可控制光圈开孔的大小，以调节视野亮度。

（二）光学显微镜的使用方法

1. **使用前的检查与准备**　将显微镜置于座位的正前方稍偏左侧。用前必须检查零件有无缺损，粗、细螺旋是否松紧适宜，镜头有无污点等，发现问题应及时报告。

2. **对光**　将显微镜放于观察者的正前方后，端正坐好，胸宜挺直，两眼自然睁开观察。先将低倍镜正对下方，自己从目镜中观察，见整个视野明亮。如亮度不够，则应提高聚光器或开大光圈。

3. **放置标本**　从标本盒中按号取出标本。首先用肉眼观察组织切片的外形、大小、颜色及盖玻片有无破损。盖玻片向上（否则，当换至高倍镜时会看不清物像，容易压碎标本），标签在右，放在载物台上，用标本移动器的弹簧夹固定好标本，将有组织的部分对准物镜中心即可观察。

4. **低倍镜观察**　慢慢转动粗螺旋升降载物台，直到视野内物像清晰为止。若物像不够清晰，可调节细螺旋进一步聚焦。利用标本移动器使标本前后左右移动，观察标本全貌。

5. **高倍镜观察**　应先在低倍镜下把要观察的部分（已经聚焦）移至视野的中央，再直接转换到高倍镜，调节细螺旋使物像清晰。

6. **观察完毕后的处理**　观察完毕后，下降载物台，将切片标本取下并按编号放回标本盒内。将镜体各部擦拭干净。

三、光学显微镜标本的观察方法

（一）全面观察

观察组织切片时，应先用肉眼观察，了解组织切片的外观，如观察组织染色的深浅、形态等；然后用低倍镜观察，辨别组织或器官的全面结构；最后转到高倍镜观察组织或器官的特征性结构。

（二）循序观察

观察组织切片时，应按一定的规律进行观察。如观察细胞，应先看细胞的外形、大小，再看细胞质多少、嗜色性、细胞器及特殊结构（如特殊颗粒等），最后观察细胞核大小、位置、形状、嗜色性及核仁等。观察实质性器官时，应从外向内进行观察，即先看其被膜，再看皮质和髓质或实质与间质。观察中空性器官时，一般应从内向外逐层观察。

（三）对比观察

观察类似的组织或器官切片时，用对比观察进行识别。如心肌和骨骼肌都有横纹，要将它们加以区别，必须在显微镜下观察比较，找出各自的特征结构。

（四）平面结构与立体结构的结合

由于切片标本极薄，在人们的视野中成像显现为二维的平面结构。然而，细胞、组织、器官本身都是三维的立体结构。因此，切片观察者必须运用空间思维，使看到的平面结构回归到细胞、组织、器官原本存在的立体结构。此外，由于切片部位和方向的不同，同一组织（如单层柱状上皮，图 1-2）或同一直管（图 1-3）可呈不同的断面图像（如横断面、纵断面、斜断面、切线断面等），这一点对于初学者尤需注意。

（五）人工假象的识别

在标本制备过程中，常常难以避免地产生一些对组织的损伤（即人工假象），如上皮细胞部分脱落、组织结构之间的裂隙、小的管腔（如毛细血管）萎陷消失、染料沉积、刀痕等，观察时要注意识别。

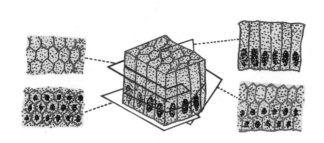

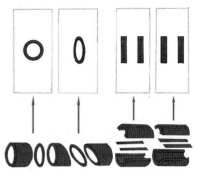

图 1-2 单层柱状上皮的不同断面成像 　　　　图 1-3 同一直管的不同断面成像

四、描述显微结构的基本要求

　　描述内容应是显微镜下所观察的内容，必须采用专业术语进行叙述。对所观察细胞、组织、器官的全面结构按一定规律（顺序）用文字叙述。如细胞，按细胞外形（圆形、椭圆形、扁平星形、不规则形、梭形等）、细胞质（多少、嗜色性、细胞器或特殊结构等）、细胞核（大小、位置、形态、嗜色性及核仁等）逐一进行叙述。如实质性器官，首先确定为实质性器官，然后写出其表面的被膜，最后从外向内进行全面的结构叙述。如中空性器官，首先确定为中空性器官，然后写出从内向外管壁各层的名称，按从内向外各层的顺序，逐一进行结构叙述。

五、绘图的基本要求

　　在组织学与胚胎学实验课的学习过程中，绘图是一项重要的基本训练，是切片观察者正确描绘光镜下组织切片微细结构的过程。它能反映出观察者对切片组织结构的认识和理解，加深对所学内容的记忆。同时，通过绘图能不断提高自己观察切片的能力，并可作为今后复习的参考。具体方法如下：

（一）选择结构

　　用低倍镜或高倍镜进行全面观察，在观察中，寻找典型或重要的组织结构，确定所绘结构。

（二）绘图

　　找到典型的组织结构后，先估计所绘组织结构画面的大小、位置，然后按其形态、染色及各部分的比例，以相应的彩笔进行绘画。如 HE 染色切片，一般可直接用粉红或红色铅笔画细胞质，用蓝色铅笔画细胞核。同种颜色可深浅运用，点线描画。

（三）标线及注字

图中注字应规整，标线平行整齐。将图中的特征性结构用黑色铅笔水平标线引出，并用黑色水笔注字标明，最后在图下方注明组织标本的材料来源、染色方法、放大倍数（目镜放大倍数 × 物镜放大倍数）及绘图日期（图 1-4）。

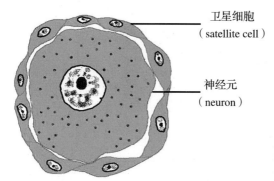

卫星细胞
（satellite cell）

神经元
（neuron）

图 1-4　绘图格式
材　　料：脊神经节　染色方法：HE 染色
放大倍数：× 倍　　绘图日期：× 年 × 月 × 日

（张　标）

数字课程学习 ......

✐ 习题

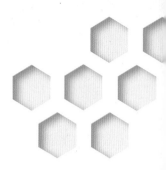

02 第❷章

上皮组织 Epithelial Tissue

目的和要求

学生能够准确辨认并描述各种上皮组织光镜结构；学会联系实际解释上皮组织分布、结构和功能之间的关系，建构上皮组织异常与疾病的联系，树立预防为主的健康意识。

一、标本观察 Specimen observation

（一）单层扁平上皮（simple squamous epithelium）

肉眼观察 脾的局部切面，可见外表面略有凹凸不平。选择凹凸不平面镜下观察。

低倍观察 找到凹凸不平的外表面（图 2-1A）。

高倍观察 位于外表面的一层扁平细胞即单层扁平上皮。其细胞核多呈椭圆形，与细胞长轴一致，略向表面突出，嗜碱性；细胞质非常薄，嗜酸性，细胞界线不清。常不易与深面的结缔组织相区分（图 2-1B）。

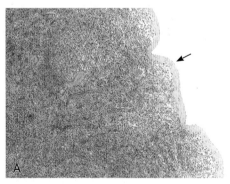 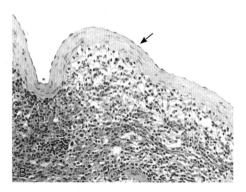

图 2-1 单层扁平上皮（A. 低倍，B. 高倍）

↑示单层扁平上皮（simple squamous epithelium）

（二）单层立方上皮（simple cuboidal epithelium）

肉眼观察 切片呈椭圆形（或不规则形），大片粉染的结构为甲状腺。

低倍观察 实质内可见大小不等、圆形或类圆形的泡状结构，为滤泡。腔内有嗜酸性的胶质，胶质周边可见一圈透明区，此为制片时胶质收缩所形成的人工假象。滤泡壁由单层立方上皮构成。

高倍观察 上皮细胞呈立方形，染色弱嗜碱性，界线较清楚；核多呈圆形，位于细胞中央或偏向基底侧（图 2-2）。

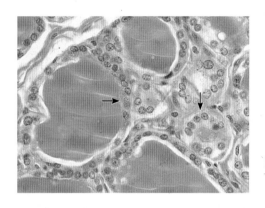

图 2-2 单层立方上皮（高倍）

↑示单层立方上皮（simple cuboidal epithelium）

（三）单层柱状上皮（simple columnar epithelium）

肉眼观察 标本呈半环形，平坦侧为小肠外表面；肠腔侧凹凸不平，有若干不规则形大突起，为纵切的小肠环形皱襞，此处为需观察的部分。

低倍观察 肠腔面可见各种不同切面的小肠绒毛，有的绒毛与肠壁其他结构相分离。绒毛表面被覆单层柱状上皮。上皮中大部分细胞为柱状细胞，其间夹有杯状细胞。注意选择小肠绒毛的纵断面观察。

高倍观察 上皮细胞间界线多不清楚，细胞排列紧密，主要有两种细胞。大部分为柱状细胞，细胞呈高柱状，细胞质嗜酸性；核呈椭圆形，位于细胞近基底部，与细胞长轴相一致。细胞游离面可见厚度均匀一致、染色略深的纹状缘（striated border）。柱状细胞之间夹有杯状细胞（goblet cell），该细胞上端膨大，下端狭窄，呈高脚酒杯状；其核小，多呈深染的三角形，位于基底部；核上方可见圆形或椭圆形的浅染泡状结构（图 2-3）。

此外，由于切面的关系，可见上皮细胞核有多层排列的现象，有的切片上皮内还可见圆形嗜碱性的上皮内淋巴细胞。

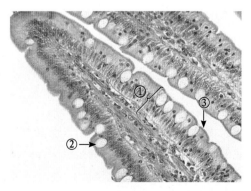

图 2-3 单层柱状上皮（高倍）

① 单层柱状上皮（simple columnar epithelium）

② 杯状细胞（goblet cell）

③ 纹状缘（striated border）

（四）假复层纤毛柱状上皮（pseudostratified ciliated columnar epithelium）

肉眼观察 标本为气管的横切面，管腔表面染成粉红色的一层为需观察部分。

低倍观察 气管管腔面为较厚的假复层纤毛柱状上皮，呈深紫色，细胞有 3～5 层，上皮基底部平整（图 2-4A）。

高倍观察 上皮细胞间界线不清，上皮厚薄不一，较厚的部位为斜切；组成上皮的几种细胞核高低和形态不同，选细胞层次少的部位仔细观察，辨认以下 4 种细胞。

1. **柱状细胞** 细胞顶端达上皮游离面，并在游离面布满规则排列、染色较浅的毛刷状结构，为纤毛（cilium）。细胞质粉红色，核呈椭圆形，多位于上皮的浅层。

2. **杯状细胞** 与小肠上皮的杯状细胞形态相仿。

3. **梭形细胞** 位于柱状细胞和杯状细胞之间，细胞顶端未达到上皮的游离面，胞体呈梭形，细胞质呈嗜酸性。细胞核为椭圆形，染色较深，位于细胞中央，排列在上皮中层。因细胞界线不清，只能根据核的形态和位置来辨认。

4. **锥体形细胞** 细胞呈矮锥体形，核圆，位于上皮基底部。

此外，在上皮基底面和深部结缔组织交界处，可见一层嗜酸性的均质状结构，为基膜（图 2-4B）。

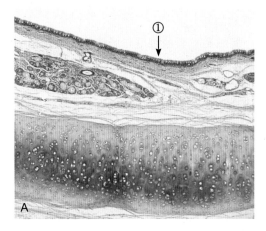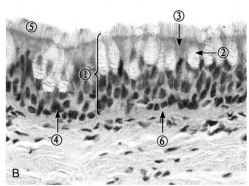

图 2-4 假复层纤毛柱状上皮（A. 低倍，B. 高倍）

① 假复层纤毛柱状上皮（pseudostratified ciliated columnar epithelium）
② 杯状细胞（goblet cell） ③ 柱状细胞（columnar cell）
④ 锥体形细胞（pyramidal cell） ⑤ 纤毛（cilium） ⑥ 基膜（basement membrane）

（五）复层扁平上皮（stratified squamous epithelium）

1. 未角化的复层扁平上皮

肉眼观察 标本为食管的横切面，管腔表面染成紫蓝色的一层为需观察部分。

低倍观察 管腔面凹凸起伏形成突起，突起为横切的食管纵行皱襞。内表面染为蓝色的结构即为上皮。上皮由多层细胞组成，基底部着色较深，与深部结缔组织交界处起伏不平（图 2-5A）。

高倍观察 从上皮基底部向其游离面连续观察可发现上皮细胞排列规律（图 2-5B）：基底部一层细胞体积小，排列密集，呈立方或低柱状，细胞质嗜碱性，细胞核呈圆形，着色深；基底部向上的几层细胞为中间层，细胞渐大，呈多边形，细胞质丰富，细胞核呈椭圆形或圆形；中间层再向上至最表面的数层细胞为表层，排列较分散，细胞扁平，细胞质色浅，界线清楚，细胞核扁圆，与细胞长轴一致，表层细胞有脱落倾向。注意部分细胞未见到细胞核。

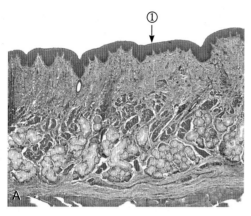
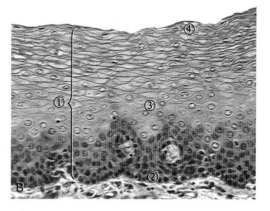

图 2-5 复层扁平上皮（A. 低倍，B. 高倍）
① 未角化的复层扁平上皮（non-keratinized stratified squamous epithelium）
② 基底层（basal layer） ③ 中间层（intermediate layer） ④ 表层（surface layer）

2. 角化的复层扁平上皮

肉眼观察 标本为手指掌面皮肤的切片，深粉色凸起的一面为掌面。

低倍观察 被覆在手指皮肤表面的为角化的复层扁平上皮，与未角化的复层扁平上皮相比较，其游离面有数十层扁平的角化细胞构成的角质层。

高倍观察 基底层细胞呈立方或低柱状，嗜碱性，着色深；中间层细胞呈多边形；角质层（表层）细胞扁平，细胞界线不清，呈均质嗜酸性染色（图 2-6）。

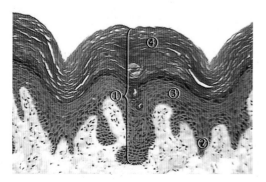

图 2-6 角化的复层扁平上皮（高倍）
① 角化的复层扁平上皮（keratinized stratified squamous epithelium）
② 基底层（basal layer）
③ 中间层（intermediate layer）
④ 角质层（stratum corneum）

（六）变移上皮（transitional epithelium）

肉眼观察 标本呈长方形，为膀胱壁的切面，其不平整且染色较深的一侧为变移上皮所在处。

低倍观察　由于膀胱处于空虚状态，故腔面有许多皱襞，凹凸不平，表面密集排列的多层细胞构成变移上皮。基底层细胞较小，而表层细胞较大。

　　高倍观察　基底细胞（基底部一层细胞）体积较小，排列密集，为矮柱状或立方形；向表面推移，细胞渐变大，呈多边形，细胞核圆形；表层细胞（盖细胞）最大，呈大立方形，常覆盖下面的多个细胞，盖细胞胞质的嗜酸性较强，核大，位于中央，有时可见双核（图 2-7）。

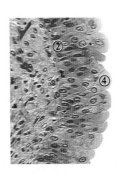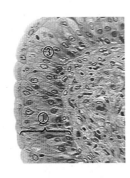

图 2-7　变移上皮（高倍）

① 变移上皮（transitional epithelium）

② 基底层（basal layer）

③ 中间层（intermediate layer）

④ 表层细胞（superficial cell）

（七）腺上皮（glandular epithelium）

　　肉眼观察　长条形标本一侧有淡染的被膜。组织的大部分被染成紫红色。

　　低倍观察　腺组织被结缔组织分隔成小叶，其中有大量腺泡和少量导管。腺泡是由不同腺细胞围成的三种圆形泡状结构。深染的为浆液性腺泡，浅染的为黏液性腺泡，由浆液性与黏液性腺细胞共同组成的为混合性腺泡。各级导管分布在腺泡之间。

　　高倍观察　腺组织内的三种腺泡分别为：

　　1. 浆液性腺泡　由多个浆液性腺细胞围成，腺泡腔小。细胞呈锥形，核圆，位于细胞偏基底部，基底部细胞质强嗜碱性，核上方细胞质内充满嗜酸性的分泌颗粒（有些标本分泌颗粒不甚清楚）。

　　2. 黏液性腺泡　由多个黏液性腺细胞围成，细胞呈锥形或立方形，腺泡较大，腺泡腔不清，腺细胞胞质清亮，几乎不着色。核呈扁圆形，居于细胞基底部。

　　3. 混合性腺泡　由若干个浆液性腺细胞和黏液性腺细胞共同围成。浆液性腺细胞常形成半月状，位于腺泡一侧（图 2-8）。

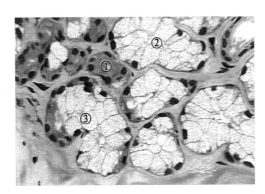

图 2-8　腺上皮（高倍）

① 浆液性腺泡（serous acinus）

② 黏液性腺泡（mucous acinus）

③ 混合性腺泡（mixed acinus）

腺泡之间有各级导管，小的导管上皮细胞染色深，管壁由单层立方上皮或单层柱状上皮组成；较大的导管由柱状上皮围成，管腔大，周围有较多结缔组织，并有血管伴行。

二、示教 Demonstration

间皮（mesothelium）

　　高倍观察　该铺片为特殊染色，单层扁平上皮细胞呈多边形，细胞之间呈锯齿状相互嵌合，棕黑色线为相邻细胞的界线和极少量的细胞外基质。细胞核呈椭圆形，染成紫蓝色，位于细胞中央（图 2-9）。

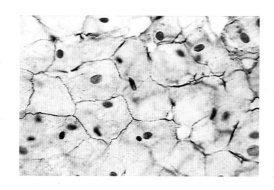

图 2-9　青蛙肠系膜铺片显示间皮

（衣艳梅）

数字课程学习 ......

✐ 习题

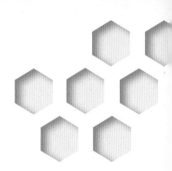

03 第3章

固有结缔组织 Connective Tissue Proper

目的和要求

学生能够准确辨认并描述疏松结缔组织中各种细胞和纤维的光镜结构，学会区分各种类型固有结缔组织，结合各种成分的作用阐述各种生理或病理变化的组织学原因，建构基础与临床的联系。

一、标本观察 Specimen observation

（一）固有结缔组织（connective tissue proper）

肉眼观察　标本一侧着色较深、呈蓝紫色的为上皮组织；另一侧着色相对浅，为固有结缔组织。

低倍观察　表皮是角化的复层扁平上皮，其深部的固有结缔组织（图 3-1A）包括：

1. **疏松结缔组织（loose connective tissue）**　紧贴上皮组织基部，与上皮基底面成凹凸不平的连接面，并呈乳头状突向上皮组织，结构疏松，浅染。

2. **致密结缔组织（dense connective tissue）**　在疏松结缔组织深部大片区域，其结构较致密，染色较深。

3. **脂肪组织（adipose tissue）**　位于致密结缔组织深部，结构松散或呈蜂窝状，其间有少量疏松结缔组织。

高倍观察

1. **疏松结缔组织**　细胞种类较多，包括成纤维细胞和纤维细胞等，排列松散；细胞外基质中胶原纤维（collagenous fiber）呈细小条索状，嗜酸性染色，排列稀疏（图 3-1B）。切片中弹性纤维、网状纤维和肥大细胞等未显示。

2. **致密结缔组织**　致密结缔组织内胶原纤维粗大、成束，排列较密而不规则，呈条带状或不规则的块状，纤维排列密集，纤维束间见少量细胞，多数为纤维细胞，细胞质少，嗜酸性，核小，染色深（图 3-1C）。

3. **脂肪组织**　脂肪组织内脂肪细胞常聚集成群，其胞体较大、呈多边形或圆形；细胞核扁平、染色深，位于细胞一侧；细胞质呈空泡状，这是细胞内储存的脂滴在制片过程中被溶解所致。大量聚集的脂肪细胞被周围的疏松结缔组织分隔成若干区域（图 3-1D）。

ℯ 知识扩展
皮肤损伤与修复

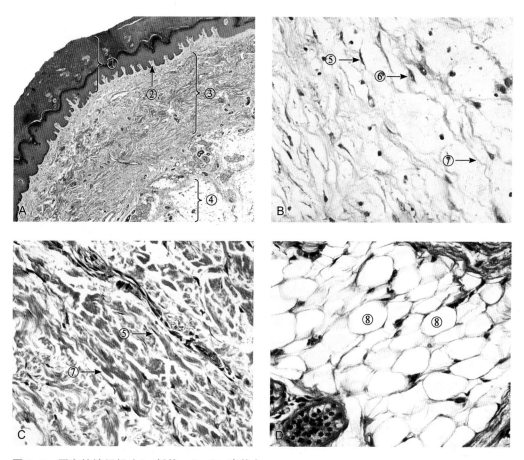

图 3-1　固有结缔组织（A. 低倍，B ~ D. 高倍）

① 角化的复层扁平上皮（keratinized stratified squamous epithelium）
② 疏松结缔组织（loose connective tissue）　③ 致密结缔组织（dense connective tissue）
④ 脂肪组织（adipose tissue）　⑤ 纤维细胞（fibrocyte）　⑥ 成纤维细胞（fibroblast）
⑦ 胶原纤维（collagenous fiber）　⑧ 脂肪细胞（adipocyte）

（二）疏松结缔组织（loose connective tissue）

1. 纤维（fibers）

肉眼观察　标本取自皮下组织，撕拔后铺于玻片，被染成红色的薄膜。由于所铺组织厚薄不一，染色深浅不同，选取着色浅的部分于镜下观察。

低倍观察　铺片组织染成红色，其中有粗细不等、染色不同的纤维和着色较浅的细胞（图 3-2A）。

高倍观察　组织中可以明显分辨出胶原纤维和弹性纤维（图 3-2B）。

（1）胶原纤维（collagenous fiber）：粗大成束，被染成粉红色，易于在组织稀疏处观察到，在标本较厚处胶原纤维束由于相叠成层而被红染一片。

（2）弹性纤维（elastic fiber）：细丝状，被醛复红染成紫蓝色。由于撕拔的原因，常见其断端卷曲。

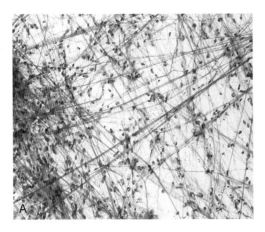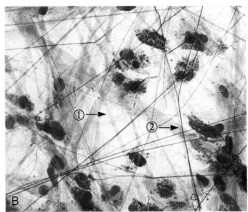

图 3-2　疏松结缔组织铺片（A. 低倍，B. 高倍）

① 胶原纤维（collagenous fiber）　② 弹性纤维（elastic fiber）

在纤维之间有许多染色浅、呈卵圆形或圆形的细胞核，多数是成纤维细胞核，但其细胞界线不清。

2. 细胞（cells）

（1）成纤维细胞（fibroblast）、浆细胞（plasma cell）

肉眼观察　组织标本为肉芽组织，呈不规则块状，粉红色，有些部位着色较深。

低倍观察　为疏松结缔组织，有些部位细胞较少，纤维稀疏，在此较易观察到成纤维细胞和纤维细胞。有些部位细胞相对密集，以圆形细胞为主，此处有较多的浆细胞分布。

高倍观察　① 成纤维细胞：体积较大，界线不清。细胞核易辨认，较大，椭圆形，染色浅，核仁较明显。细胞质不易看到，或仅见于细胞核周围，弱嗜碱性。纤维细胞（fibrocyte）是成纤维细胞功能静止状态下的表现形式，体积小，多呈梭形，细胞核呈扁圆形，染色深，细胞质嗜酸性。② 浆细胞：胞体呈圆形或椭圆形，核圆，偏向细胞一侧，核内异染色质明显，集聚在核周边部，向核中心呈辐射状排列，细胞质嗜碱性，近核一侧的部分细胞质可呈现一染色浅淡区。

此外，在组织中还可见巨噬细胞和多种白细胞，巨噬细胞体积较大，呈圆形，细胞质强嗜酸性，核圆形，着色较深（图 3-3A）。

（2）巨噬细胞（macrophage）

肉眼观察　组织标本为淋巴结，周围染色较深，中央染色较浅。

低倍观察　标本中央部分有细胞密集的不规则条索状结构和位于其间的着色较浅的窦性结构，窦内细胞松散。

高倍观察　在浅染的窦腔内，有多种细胞，其中巨噬细胞数量较多，胞体大，细胞质嗜酸性，细胞质内可见空泡（吞饮液体）；或呈不均匀的橘红色或黄褐色（吞噬红细胞）。细胞核较小，染色较深，圆形或卵圆形，常偏于细胞一侧。此外，该组织中细胞数量多、胞体小、细胞质少、核深染的为白细胞（淋巴细胞）（图 3-3B）。

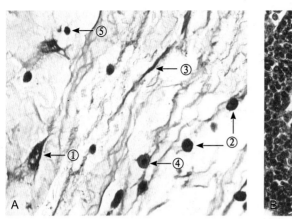
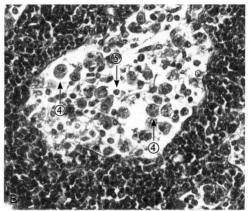

图 3-3　疏松结缔组织（ A．肉芽组织，B．淋巴结 ）

① 成纤维细胞（fibroblast）　② 浆细胞（plasma cell）　③ 纤维细胞（fibrocyte）
④ 巨噬细胞（macrophage）　⑤ 白细胞（leukocyte）

二、示教 Demonstration

（一）肥大细胞（mast cell）

　　高倍观察　该组织经甲苯胺蓝染色，肥大细胞常群聚或成行，胞体圆形或椭圆形，细胞体积较大，细胞质内充满密集的染成蓝紫色的颗粒，大小均匀，细胞核小、圆形，位于细胞中央，不易着色（图 3-4 ）。

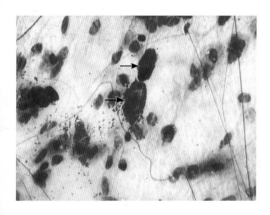

图 3-4　疏松结缔组织铺片

↑示肥大细胞（mast cell）

（二）网状组织（reticular fiber）

　　高倍观察　网状组织由网状细胞和网状纤维组成。HE 染色切片中，网状细胞呈星形，多突起，突起彼此连接成网，细胞质丰富，弱嗜碱性，细胞核较大，圆形或卵圆形，染色较浅，网状纤维未能显示（图 3-5A）。镀银染色切片中，网状纤维被染成棕黑色的细索状，粗细不等，有分支，相互吻合成网。网眼内的圆形细胞主要是淋巴细胞（图 3-5B ）。

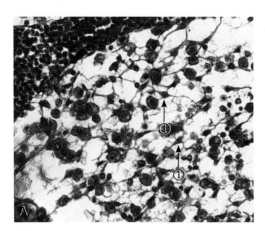 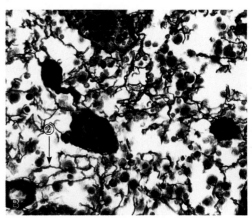

图 3-5 淋巴结（A. HE 染色，B. 镀银染色）

① 网状细胞（reticular cell） ② 网状纤维（reticular fiber）

（衣艳梅）

数字课程学习 ......

✎ 习题

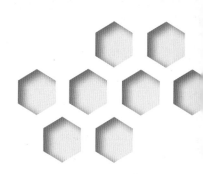

04 第4章

软骨与骨 Cartilage and Bone

目的和要求

学生能够辨认光镜下的透明软骨和骨，正确指出软骨和骨的主要构造；准确描述骨组织各种细胞的光镜结构及功能；在建构软骨内成骨的动态过程中，感知事物发展的对立统一关系。

一、标本观察 Specimen observation

（一）透明软骨（hyaline cartilage）

肉眼观察　标本为气管的横切面，染成紫蓝色的结构为观察部位。

低倍观察　管壁最内层为一层假复层纤毛柱状上皮，上皮深部是结缔组织，最外层呈嗜碱性染色的"C"形环状结构，即透明软骨。透明软骨表面为致密结缔组织构成的软骨膜，其内为软骨组织（cartilage tissue）。软骨组织由软骨基质和软骨细胞（chondrocyte）组成（图4-1A）。

高倍观察　软骨基质呈均质状，嗜碱性，中央染色深，周边染色浅。基质内看不见明显的纤维结构。软骨细胞位于软骨陷窝（cartilage lacuna）内，软骨组织中央的软骨陷窝较大，其内的软骨细胞大，细胞质嗜碱性，细胞核椭圆形，但由于制片后细胞收缩，胞体变得较小和不规则，使软骨陷窝内出现空隙。软骨陷窝周围的基质呈强嗜碱性的紫色环状结构，为软骨囊（cartilage capsule）。在透明软骨的中央部还可见多个软骨细胞聚集成群，即同源细胞群（isogenous group）。软骨周边的软骨陷窝较小且分散，呈扁圆形，其中的软骨细胞单个存在。软骨表面的致密结缔组织为软骨膜（图4-1B）。

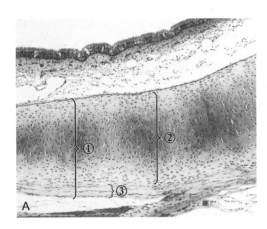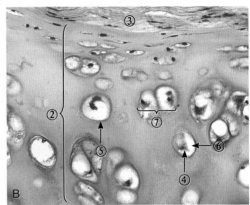

图 4-1　透明软骨（A. 低倍，B. 高倍）

① 透明软骨（hyaline cartilage）　② 软骨组织（cartilage tissue）　③ 软骨膜（perichondrium）
④ 软骨细胞（chondrocyte）　⑤ 软骨囊（cartilage capsule）　⑥ 软骨陷窝（cartilage lacuna）
⑦ 同源细胞群（isogenous group）

（二）骨磨片

肉眼观察　标本为长骨骨干磨片，呈褐色块状结构。

低倍观察　在块状标本的一侧，可见多层平行排列的环骨板（circumferential lamella），环骨板下方许多呈同心圆状排列的结构为骨单位，其间不规则平行排列的骨板为间骨板（图 4-2A）。

1. **骨单位（osteon）**　在每一骨单位中央有一管道结构被染成紫色，或被染料完全充填（活体为血管和神经存在的部位），为中央管。围绕中央管呈多层同心圆状排列的是骨单位骨板，结构不明显，着色浅。骨陷窝为椭圆形腔隙，位于骨板内或骨板间，被紫蓝色染料填充（活体为骨细胞所在部位）。骨单位表面可见折光性较强的轮廓线，为黏合线。

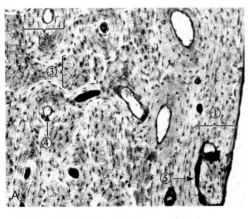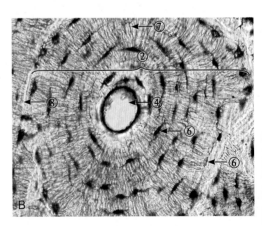

图 4-2　骨磨片（A. 低倍，B. 高倍）

① 环骨板（circumferential lamella）　② 骨单位（osteon）　③ 间骨板（interstitial lamella）
④ 中央管（central canal）　⑤ 穿通管（perforating canal）　⑥ 骨陷窝（bone lacuna）
⑦ 骨小管（bone canaliculus）　⑧ 黏合线（cement line）

2. 间骨板（interstitial lamella）　位于骨单位之间，无中央管，骨板呈不规则平行排列，为旧的骨单位不断被新的骨单位取代后残留的部分。此外，于两个中央管间可见相连的管道，为穿通管。

高倍观察　同心圆排列的骨单位骨板中，椭圆形骨陷窝被染成紫蓝色或被染料填充，由陷窝向四周伸出许多蓝紫色的突起，为骨小管。相邻的骨小管彼此通连，整个骨单位中的骨小管由中央管附近向骨单位周边呈放射状排列（图 4-2B）。

（三）软骨内成骨（endochondral ossification）

肉眼观察　标本为纵切的胎儿手指，手指中央有 2 块或 3 块指骨，相互形成关节，关节两端为染色浅的软骨，指骨中央为染色深的骨化区和骨髓腔。

低倍观察　选择较长的一块指骨，从骨骺端开始向骨干部可依次见到软骨内成骨过程的四个区，逐步观察骨发生时各区的结构变化（图 4-3A）。

1. 软骨储备区（zone of reserve cartilage）　位于骨的两端（骨骺端），染色浅。骨骺端的软骨是透明软骨，软骨细胞较小，分散在基质中，基质染色浅淡。

2. 软骨增生区（zone of proliferating cartilage）　在软骨储备区深部（即骨干侧），可见软骨细胞沿骨长轴排列成行，扁平，细胞长径垂直于骨干长轴，同源细胞群呈长串状，平行于长骨长轴。

3. 软骨钙化区（zone of calcified cartilage）　于软骨增生区再向骨干中部延伸，区域较窄。此区软骨细胞体积大，空泡状，或细胞退化，软骨陷窝呈空洞状。软骨基质钙化呈强嗜碱性，染成深蓝紫色。此处可见破骨细胞，破骨细胞贴于钙化的软骨基质表面，溶解吸收软骨基质和软骨细胞，在钙化的软骨组织间形成纵行的不规则间隙。

4. 成骨区（zone of ossification）　近骨干中部，在软骨钙化区深面。在残存的紫蓝色的软骨基质表面，被覆着一层新生的染成粉红色的骨组织（osseous tissue），两者形成过渡型骨小梁，呈钟乳石样伸向骨髓腔。其间的不规则腔隙即为骨髓腔。骨组织内的一些椭圆形腔隙即为骨陷窝，内含骨细胞。骨小梁表面成行排列着成骨细胞，破骨细胞较少，也贴在骨小梁表面，并因其溶解吸收骨质，使骨小梁局部出现不规则凹陷。骨髓腔内含各种血细胞。骨干中部绕骨髓腔的新生骨组织称骨领（bone collar），可见成骨细胞成行贴在骨领外侧面。

骨领外为致密结缔组织构成的骨膜，分内、外两层，外层纤维致密，细胞少；内层纤维松散，细胞多，内含骨祖（原）细胞（osteoprogenitor cell）。

高倍观察　在成骨区内辨认骨细胞、成骨细胞、破骨细胞。

1. 骨细胞（osteocyte）　位于骨陷窝内，细胞核小，着色深，细胞质常收缩而看不清（图 4-3B）。

2. 成骨细胞（osteoblast）　贴在骨基质表面，常单行排列，胞体圆形或立方状，细胞核椭圆，细胞质嗜碱性，呈紫蓝色（图 4-3B）。

3. 破骨细胞（osteoclast）　多分布于软骨基质钙化区和骨小梁周围。细胞体积大，圆形或不规则形，细胞核多个，染色深，细胞质嗜酸性明显（图 4-3C）。

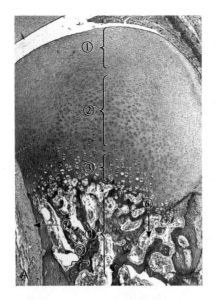

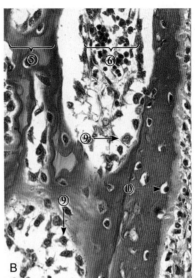

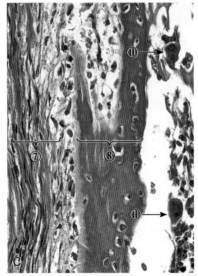

图4-3 胎儿指骨（A. 低倍，B~C. 高倍）

① 软骨储备区（zone of reserve cartilage）
② 软骨增生区（zone of proliferating cartilage）
③ 软骨钙化区（zone of calcified cartilage）
④ 成骨区（zone of ossification）
⑤ 过渡型骨小梁（transitional trabecula of bone）
⑥ 骨髓腔（medullary cavity of bone）
⑦ 骨外膜（periosteum）
⑧ 骨领（bone collar）
⑨ 成骨细胞（osteoblast）
⑩ 骨细胞（osteocyte）
⑪ 破骨细胞（osteoclast）

二、示教 Demonstration

（一）弹性软骨（elastic cartilage）

高倍观察 软骨基质中弹性纤维被染成蓝紫色细丝，密集杂乱，交织成网，纤维在软骨深部较粗，周边较细，软骨囊部位的纤维更为细密。基质着色较浅。软骨细胞位于软骨陷窝，胞体较大，细胞核明显，细胞质收缩，少见同源细胞群（图4-4A）。

（二）纤维软骨（fibrocartilage）

高倍观察 软骨基质中胶原纤维被染成粉红色，粗大成束，互相交织，成层排列。

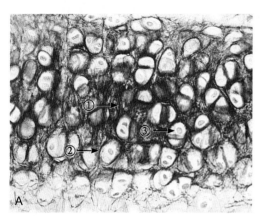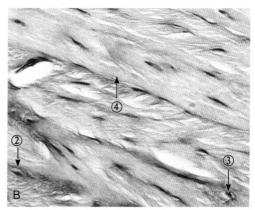

图 4-4 软骨（A. 弹性软骨，B. 纤维软骨）

① 弹性纤维（elastic fiber ） ② 软骨囊（cartilage capsule ） ③ 软骨细胞（chondrocyte）
④ 胶原纤维（collagenous fiber ）

软骨细胞较小，呈椭圆形位于软骨陷窝内，软骨陷窝周围可见软骨囊（图 4-4B ）。

（王 森）

数字课程学习 ......

✐ 习题

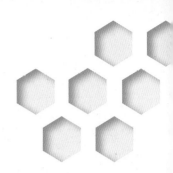

05 第5章

血液 Blood

目的和要求

学生能够在光镜下准确辨认并正确描述各类血细胞的结构及功能；认识到血液在维持生命活动中的重要作用，树立互助友善的价值观。

一、标本观察 Specimen observation

血涂片（blood smear）

肉眼观察　标本为一血膜。

低倍观察　选择细胞均匀、分散无层叠的部位（图5-1A）。

高倍观察　分辨出红细胞、白细胞和血小板。

1. 红细胞（erythrocyte）　数量最多，细胞呈圆盘状，直径7~8.5 μm，无细胞核，细胞质嗜酸性，周边染色深，中央染色浅（图5-1B）。

2. 白细胞（leukocyte）　数量较少，细胞呈圆形，细胞质中有特殊颗粒的细胞有3种，根据特殊颗粒的染色特性，分为中性粒细胞、嗜酸性粒细胞和嗜碱性粒细胞；细胞质内无特殊颗粒的有淋巴细胞和单核细胞（图5-1C、D）。

（1）中性粒细胞（neutrophil）：白细胞中数量最多的一种。直径10~12 μm，细胞核染成紫蓝色，形态多样，有的呈腊肠状，称为杆状核；有的呈分叶状，叶中间有细丝相连，称为分叶核，以2~3叶核多见。细胞质染成淡红色，含有许多细小密集的粉红色颗粒，有时颗粒不明显（图5-1C、D）。

（2）嗜酸性粒细胞（eosinophil）：数量很少。直径10~15 μm，细胞核染成紫蓝色，常分两叶。细胞质内充满粗大而均匀、略带折光性的嗜酸性颗粒，染成橘红色（图5-1C）。

（3）嗜碱性粒细胞（basophil）：数量最少，最难见到。直径10~12 μm，细胞核呈S形或不规则形，可有分叶，染色浅。细胞质内含有大小不等、分布不均的嗜碱性颗粒，染成蓝紫色，颗粒常覆盖于细胞核上，使细胞核不易分辨（图5-1C）。

（4）淋巴细胞（lymphocyte）：数量较多，大小不等，以直径6~8 μm的小淋巴细胞为多。小淋巴细胞核呈圆形，一侧有凹陷，染色质致密成块，着色很深。细胞质少，在核周呈一窄缘，嗜碱性，染成蔚蓝色。直径9~12 μm的中淋巴细胞核染色质疏松，细胞质较多。淋巴细胞胞质中有时可见少量紫色的嗜天青颗粒（图 5-1D）。

（5）单核细胞（monocyte）：是最大的血细胞，直径达 14～20 μm。细胞核较大，呈肾形或马蹄形，染色质细小松散，呈丝网状。细胞质丰富，弱嗜碱性，染成淡灰蓝色，细胞质内有时也可见细小的被染成紫色的嗜天青颗粒（图 5-1D）。

3. **血小板（blood platelet）** 为形态不规则的细胞质小块，常成群分布于其他血细胞之间。血小板中央有颗粒染成紫色，周边均匀染成淡蓝色（图 5-1B）。

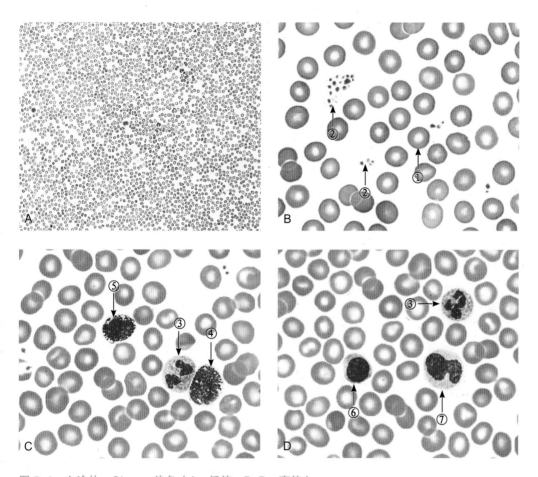

图 5-1　血涂片，Giemsa 染色（A. 低倍，B~D. 高倍）

① 红细胞（erythrocyte）　② 血小板（blood platelet）　③ 中性粒细胞（neutrophil）
④ 嗜酸性粒细胞（eosinophil）　⑤ 嗜碱性粒细胞（basophil）　⑥ 淋巴细胞（lymphocyte）
⑦ 单核细胞（monocyte）

二、示教 Demonstration

网织红细胞（reticulocyte）

高倍观察　网织红细胞极少，散在于成熟红细胞间，没有细胞核，细胞质内含蓝色细颗粒或细丝状结构，互相交织（图5-2）。

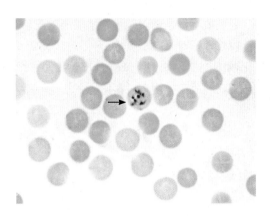

图5-2 血涂片，煌焦油蓝染色（高倍）

↑示网织红细胞（reticulocyte）

（王 森）

数字课程学习......

✏ 习题

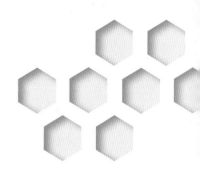

06 第❻章

肌组织 Muscle Tissue

目的和要求

学生能够准确辨认并描述不同切面骨骼肌、心肌和平滑肌纤维的光镜结构；
在联系超微结构解释肌纤维的舒缩功能时，建构科研思维。

一、标本观察 Specimen observation

（一）骨骼肌（skeletal muscle）

肉眼观察 长方形的组织块。

低倍观察 组织块主要由纵行、横行的骨骼肌纤维束交织而成，肌束间及肌纤维间有少量的结缔组织（图 6-1A）。

高倍观察 纵切面的骨骼肌纤维呈长带状，细胞质嗜酸性，可见明暗相间的横纹（transverse striation）；细胞核多个，椭圆形，位于肌膜下方。肌纤维间有少量结缔组织。横切面的骨骼肌纤维呈圆形或多边形，细胞质嗜酸性，可见细小的点状结构，为肌原纤维（myofibril）的横切面。细胞核可有多个，圆形，位于肌膜下方。肌细胞间有少量结缔组织（图 6-1B）。

ℯ 知识扩展
骨骼肌梭内肌纤维与梭外肌纤维

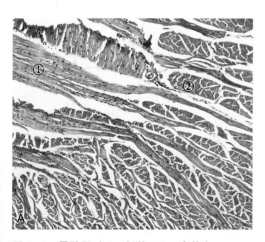
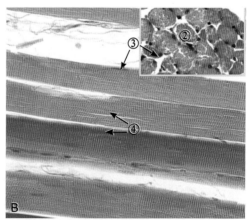

图 6-1 骨骼肌（A. 低倍，B. 高倍）
① 纵切（longitudinal section） ② 横切（cross section） ③ 细胞核（nucleus）
④ 横纹（transverse striation）

（二）心肌（cardiac muscle）

肉眼观察 心脏壁的局部横断面，其中间染色较深的大部分组织为心肌。

低倍观察 可见不同切面的心肌纤维及心肌纤维间少量的结缔组织。

高倍观察 纵切面的心肌纤维比骨骼肌纤维细、短，也呈条带状，平行排列且分支吻合连成网；心肌纤维界线不清，细胞质有明暗相间的横纹，但不如骨骼肌的清楚；细胞核1~2个，卵圆形，位于细胞中央。细胞核周围的肌质丰富并浅染。心肌纤维间可见深染的粗线结构——闰盘（intercalated disk）。横切面的心肌纤维呈圆形、椭圆形或不规则形，核圆形、位于中央；也可见未切到核的心肌纤维断面。心肌纤维间有少量结缔组织，内含丰富的毛细血管（图6-2）。

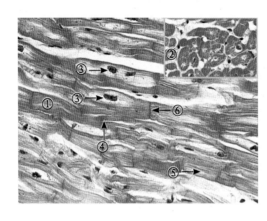

图6-2 心肌（高倍）

① 纵切（longitudinal section）

② 横切（cross section）

③ 细胞核（nucleus）

④ 细胞分支（cell branch）

⑤ 横纹（transverse striation）

⑥ 闰盘（intercalated disk）

（三）平滑肌（smooth muscle）

肉眼观察 为回肠管壁的横断面，外层呈红色的部位是平滑肌。

低倍观察 分辨管壁的肌层，可见到平滑肌的纵切面和横切面，两种切面的肌组织间有染色较浅的结缔组织分隔。

高倍观察 纵切面平滑肌纤维呈长梭形，粗细相嵌，排列紧密；细胞核单个，位于中央，呈杆状或长椭圆形，核染色质较少、染色浅；细胞质染色粉红、均匀。横切面的细胞呈大小不等的圆形或多边形。较大的切面中可见圆形的细胞核，位于中央，较小的切面则不含细胞核。两切面的肌组织间为疏松结缔组织（图6-3）。

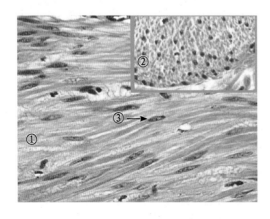

图6-3 平滑肌（高倍）

① 纵切（longitudinal section）

② 横切（cross section）

③ 细胞核（nucleus）

二、示教 Demonstration

心肌闰盘（intercalated disk）

高倍观察　心肌纤维纵切面细胞质中可见明暗相间的横纹，相邻心肌纤维间被染成明显紫蓝色的线，为心肌闰盘，与横纹方向一致。细胞核呈卵圆形（图 6-4）。

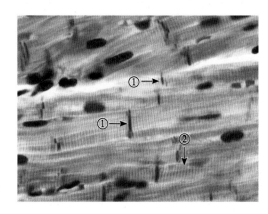

图 6-4　心肌纵切，铁苏木素染色（高倍）
① 闰盘（intercalated disk）
② 横纹（transverse striation）

（张　标）

数字课程学习 ……

 习题

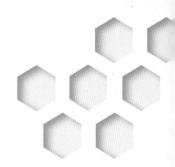

07 第7章

神经组织 Nerve Tissue

目的和要求

学生能够正确描述神经元、有髓神经纤维和神经的光镜结构；联系神经组织各成分或结构的功能，建构完整的神经反射过程，发展系统思维。

一、标本观察 Specimen observation

（一）多极神经元（multipolar neuron）

肉眼观察 脊髓的横切面为椭圆形，其中央着色较深的蝶形区域称灰质，周围着色较浅的部分称白质。灰质较宽的两侧突起为脊髓前角，相对应较窄的两侧突起为脊髓后角。

低倍观察 选脊髓前角观察，可见许多散在、大小不等且不规则的多极神经元，由于神经元的突起在离胞体不远处被切断，神经元结构不完整。胞体周围主要是无髓神经纤维和神经胶质细胞（neuroglial cell）（图 7-1A）。

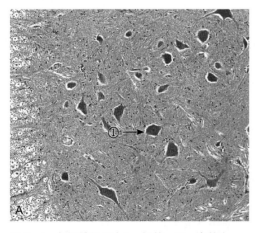
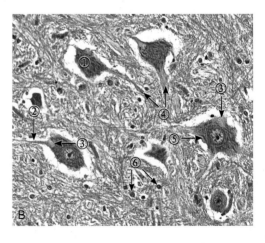

图 7-1 多极神经元（A. 低倍，B. 高倍）

① 多极神经元（multipolar neuron） ② 轴突（axon） ③ 轴丘（axon hillock）
④ 树突（dendrite） ⑤ 尼氏体（Nissl body） ⑥ 神经胶质细胞（neuroglial cell）

高倍观察　在脊髓前角选择典型的含细胞核的神经元胞体观察：胞体体积大，呈多边形；细胞核大而圆，染色浅，内含深染圆形的核仁；核周质内含嗜碱性斑块或颗粒状结构，即尼氏体（Nissl body）。细胞突起数量不等，内含尼氏体的突起为树突（dendrite）；轴突（axon）只有一个（一般不易切到），较细长，均匀，呈嗜酸性，不含尼氏体；胞体发出轴突的部位，细胞质内无尼氏体，呈圆锥形，即轴丘（axon hillock）。另外，也可见未切到细胞核的神经元胞体部分（图 7-1B）。

神经胶质细胞大量存在于神经元胞体和无髓神经纤维之间，细胞体积小，细胞质结构不清，仅见小而深染的细胞核（图 7-1B）。

（二）有髓神经纤维（myelinated nerve fiber）

肉眼观察　标本中坐骨神经有两个切面，长条状为纵切面，圆形为横切面。

低倍观察　纵切面有许多有髓神经纤维平行排列，染成粉红色较深的细带状结构为轴突，轴突两侧染色很浅的部分为髓鞘（myelin sheath）。在神经纤维之间、神经束之间及整个神经的外表面都有结缔组织和血管（图 7-2A）。

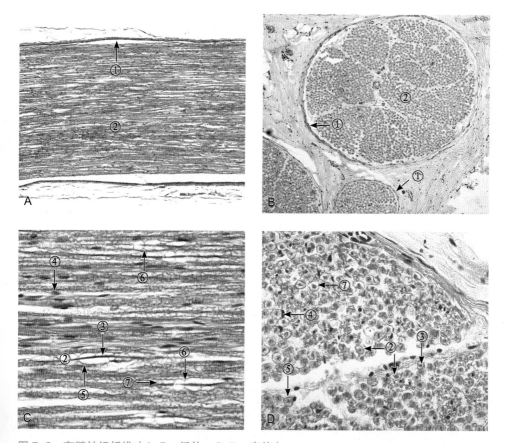

图 7-2　有髓神经纤维（A~B. 低倍，C~D. 高倍）

① 神经束膜（perineurium）　② 有髓神经纤维（myelinated nerve fiber）　③ 轴突（axon）
④ 施万细胞核（the nucleus of Schwann cell）　⑤ 神经膜（neurilemma）　⑥ 郎飞结（Ranvier node）
⑦ 髓鞘（myelin sheath）

横切面可见神经的外周包有致密结缔组织，称神经外膜（epineurium）；神经内含若干个圆形、大小不等的神经束，神经束表面由神经束膜（perineurium）包绕；神经束膜可分两层：外层有少量的疏松结缔组织，内层由数层嗜酸性较强的扁平细胞（即神经束膜上皮）组成，该层细胞排列致密，与相邻组织间有明显界线。在每个神经束内，有大量圆形神经纤维断面（图7-2B）。

高倍观察 在纵切面上，一条典型有髓神经纤维的轴突居神经纤维的中轴，呈染色较深的细带状；髓鞘为轴突两侧染色很淡的空泡状或网格状区域，这是由于组成髓鞘的脂类物质在制作切片过程中被溶解而不易着色所致。位于髓鞘外的薄层结构是神经膜（neurilemma）。施万细胞核位于髓鞘与神经膜间，呈椭圆形或杆状，染色较浅，核附近的细胞质较明显。神经纤维的狭窄处为郎飞结（Ranvier node）（图7-2C）。

在横断面上，有髓神经纤维呈圆形，每条神经纤维中央有染色较深的点状轴突断面，其周围浅染的网状结构即髓鞘。髓鞘外面为薄层粉红色的神经膜；有的断面可见半月形施万细胞核，位于髓鞘之外；神经纤维之间可见少量结缔组织，即神经内膜，其中可见扁圆形或圆形、染色深的细胞核。神经纤维粗细不等，髓鞘厚薄与轴突的粗细成正比，轴突粗的神经纤维髓鞘厚，轴突细的神经纤维髓鞘薄（图7-2D）。

（三）假单极神经元（pseudounipolar neuron）

肉眼观察 标本为脊神经节切片，呈圆形或椭圆形结构。

低倍观察 神经节的外周是结缔组织构成的被膜，节内有粗细不等的神经纤维，平行排列，集合成束，把许多大而圆的脊神经节细胞分隔成若干个群。

高倍观察 假单极神经元胞体呈圆形，大小不等。由于假单极神经元从胞体只发出一个突起，故很难见到突起和胞体相连的情况；细胞核较大、圆形、染色浅，核仁明显。细胞质内可见分散的细颗粒状尼氏体。每一个神经元周围都有一层卫星细胞（satellite cell）包绕，细胞扁平或矮立方状，细胞质少，细胞核圆形或椭圆形。其间的神经纤维以有髓神经纤维为主（图7-3）。

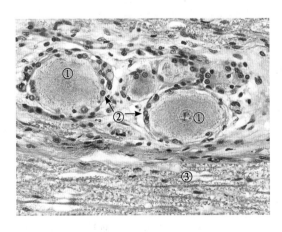

图7-3 假单极神经元（高倍）

① 假单极神经元（pseudounipolar neuron）

② 卫星细胞（satellite cell）

③ 有髓神经纤维（myelinated nerve fiber）

二、示教 Demonstration

（一）神经原纤维（neurofibril）

高倍观察 脊髓前角内可见染成棕黄色的散在神经元，其细胞质和突起内含细小的、棕褐色的丝状结构，为神经原纤维。神经原纤维在胞体内互相交织成网，在突起内则沿其长轴平行排列。神经元周围交织成网的是神经纤维（图 7-4）。

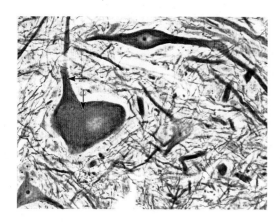

图 7-4　多极神经元，Golgi 染色（高倍）

↑示神经原纤维（neurofibril）

（二）有髓神经纤维

高倍观察 纵切面上有髓神经纤维的髓鞘染成黑色，轴突着色很浅。沿髓鞘长轴可以看到髓鞘中断不连续部位，即郎飞结。相邻两个郎飞结之间的一段结构为结间体。此外，髓鞘上有斜行裂隙，为施 – 兰切迹（Schmidt-Lantermann incisure）。横切面上神经纤维大小不等，神经纤维中央的轴突浅染，周围的髓鞘深染成环状。相邻神经纤维间不着色的结构为结缔组织（图 7-5）。

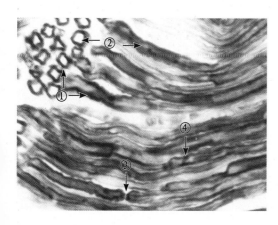

图 7-5　有髓神经纤维，锇酸染色（高倍）

① 髓鞘（myelin sheath）

② 轴突（axon）

③ 郎飞结（Ranvier node）

④ 施 – 兰切迹（Schmidt-Lantermann incisure）

（三）运动终板（motor end plate）

高倍观察 骨骼肌纤维呈较粗的条带状，可见横纹。神经纤维束的远端发出多级分支，每一分支末端膨大成板状隆起，紧贴于骨骼肌纤维上，与其下方的骨骼肌细胞膜共同构成运动终板（图 7-6）。

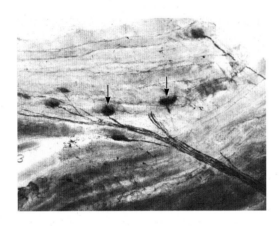

图 7-6 人骨骼肌，氯化金染色（高倍）

↑示运动终板（motor end plate）

（四）触觉小体（tactile corpuscle）

高倍观察 HE 染色标本中，在突向上皮基底面的疏松结缔组织内可见椭圆形小体，为触觉小体，小体内有横列的扁平细胞（图 7-7A）。在 Golgi 染色标本中，椭圆形的触觉小体内扁平细胞染成浅黄色，结构不清，神经纤维被染成黑色，从小体基部穿入小体内并盘绕于扁平细胞表面（图 7-7B）。

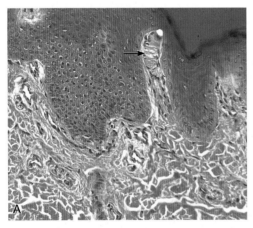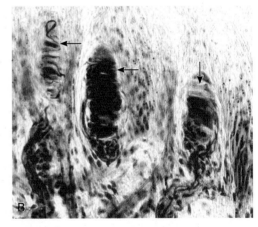

图 7-7 触觉小体（A. HE 染色，B. Golgi 染色）（高倍）

↑示触觉小体（tactile corpuscle）

（五）环层小体（lamellar corpuscle）

高倍观察 环层小体位于结缔组织内，呈圆形或椭圆形，其被囊由数十层扁平细胞呈同心圆排列，小体中央为一均质性的圆柱体，神经末梢位于其中（图 7-8）。

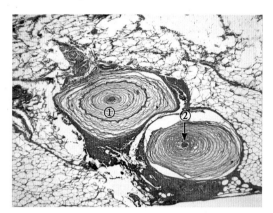

ℯ 知识扩展
室管膜细胞

图 7-8 环层小体（高倍）

① 环层小体（lamellar corpuscle）
② 圆柱体（cylinder）

（张　标）

数字课程学习……

✐ 习题

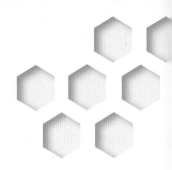

08 第8章

神经系统 Nervous System

目的和要求

学生能够正确描述神经系统各器官的层次结构和主要细胞类型的光镜结构；学会在光镜下正确辨识神经系统主要器官；通过阐释器官结构与功能的联系，分析神经系统疾病的组织学基础，建构结构异常与疾病的关系，发展神经系统相关的医疗健康素养。

一、标本观察 Specimen observation

（一）脊髓（spinal cord）

肉眼观察　标本为椭圆形，中央染色较深的蝶形或 H 形区域为灰质，周边染色较浅的区域为白质。灰质较宽处为脊髓前角，相对较窄处为脊髓后角。

低倍观察　脊髓实质外包结缔组织被膜，被膜下的脊髓白质主要为神经纤维，即传导束，其中多为有髓神经纤维的横切结构。中央的脊髓灰质的蝶形区较宽一端的左右角为脊髓前角，此处神经元胞体较大，数量较多，成群分布，为运动神经元。另一端相对较窄的左右角为脊髓后角，多极神经元胞体较小，数量较少，分散排列。在灰质中央的腔隙为脊髓中央管（图 8–1）。

高倍观察　多极神经元结构参见图 7–1。

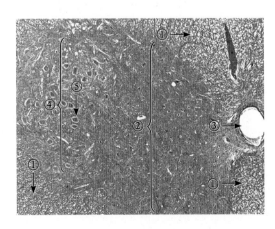

图 8–1　脊髓（低倍）
① 白质（white matter）
② 灰质（gray matter）
③ 中央管（central canal）
④ 前角（anterior horn）
⑤ 运动神经元（motor neuron）

（二）大脑（cerebrum）

肉眼观察 标本周边起伏不平、染色较浅的部位为大脑皮质，深部染色较深的为大脑髓质。

低倍观察 大脑实质表面被覆薄层结缔组织，为软脑膜，内含小血管。软脑膜下浅层区域为大脑皮质（灰质），主要是神经元、神经胶质细胞和无髓神经纤维等结构。神经元分层排列，不同层的神经元胞体大小不等、形态不一。皮质较深部神经元呈锥形，尖端伸向皮质表面，其间红色结构主要为无髓神经纤维。皮质深部为大脑髓质（白质），主要有神经胶质细胞和有髓神经纤维等结构。在皮、髓质内均可见到小血管断面（图 8-2A）。

高倍观察 皮质深部神经元主要为大脑锥体细胞（pyramidal cell）。细胞胞体呈锥形，其主树突自胞体顶端伸向皮质表面，其他突起不易见到。细胞核大，位于细胞中央。核周质内含尼氏体。在锥体细胞周围，可见较多圆形或不规则形、体积较小的细胞核，为神经胶质细胞核（HE 染色神经胶质细胞胞质不易分辨）。细胞间细小的索状结构为无髓神经纤维（图 8-2B）。

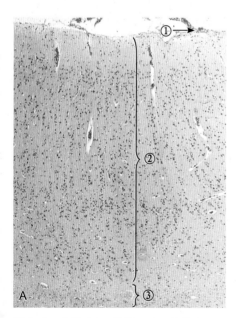
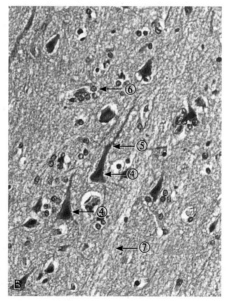

图 8-2 大脑（A. 低倍，B. 高倍）
① 软脑膜（cerebral pia mater） ② 大脑皮质（cerebral cortex）
③ 大脑髓质（cerebral medullary substance） ④ 锥体细胞（pyramidal cell）
⑤ 主树突（main dendrite） ⑥ 神经胶质细胞（neuroglial cell）
⑦ 无髓神经纤维（unmyelinated nerve fiber）

（三）小脑（cerebellum）

肉眼观察 标本呈柏叶状，表面起伏不平。最外层浅粉红色为小脑皮质分子层，其下方为深染的小脑皮质颗粒层，最内层粉红色为小脑髓质。浦肯野细胞层不能分辨。

低倍观察 小脑实质表面被覆薄层结缔组织，为软脑膜，因取材原因保留不完整。

小脑皮质位于浅部，由神经元、神经胶质细胞和神经纤维组成。由浅及深分为3层：分子层位于最表面，染成粉红色，细胞较少，排列稀疏，细胞间为大量的神经纤维；浦肯野细胞（Purkinje cell，梨状神经元）层位于分子层下方，细胞规则排列成一层，胞体大，呈梨状；颗粒层细胞数量多而排列密集，细胞小，细胞质少，细胞核相对大而明显，细胞间神经纤维较少。小脑髓质位于深部，由神经胶质细胞和神经纤维组成（图8-3A）。

高倍观察 小脑浦肯野细胞胞体较大，呈梨形或圆形，其主树突从胞体顶端发出伸向皮质分子层。细胞核较大，染色较浅，位于中央（图8-3B）。

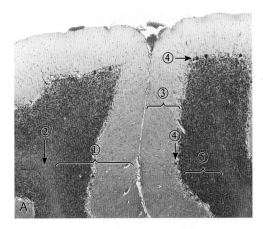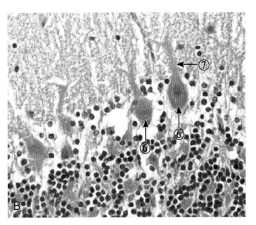

图 8-3　小脑（A. 低倍，B. 高倍）

① 小脑皮质（cerebellar cortex）　② 小脑髓质（cerebellar medulla）　③ 分子层（molecular layer）
④ 浦肯野细胞层（Purkinje cell layer）　⑤ 颗粒层（granular layer）　⑥ 浦肯野细胞（Purkinje cell）
⑦ 主树突（main dendrite）

（四）神经节（ganglion）

肉眼观察 标本为圆形或椭圆形。

⊜ 知识扩展
体外培养的脊根神经节细胞

低倍观察 神经节表面为一层致密结缔组织被膜，神经节内主要由神经节细胞、卫星细胞和排列成束的神经纤维组成，其间有结缔组织和小血管（图8-4）。

高倍观察 神经节细胞、卫星细胞及神经纤维结构参见图7-3。

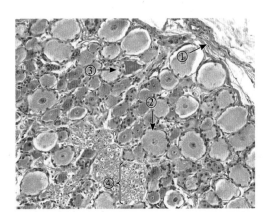

图 8-4　脊神经节（低倍）
① 被膜（capsule）
② 神经节细胞（ganglion cell）
③ 卫星细胞（satellite cell）
④ 神经纤维束（nerve fiber bundle）

二、示教 Demonstration

（一）大脑锥体细胞（pyramidal cell）

高倍观察 在大脑皮质部分可见被染成黑色的锥体细胞。锥体细胞体积较大，胞体呈锥形，锥尖朝向皮质表面；锥顶伸出一粗大的突起，称主树突；细胞基部发出基树突，方向与主树突垂直；树突可发出多个分支。所有树突表面都有细小的颗粒状或棘状结构，即树突棘（图 8-5）。

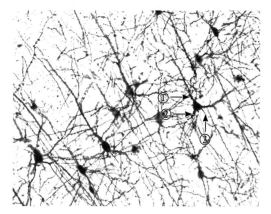

图 8-5 大脑锥体细胞（高倍，COX 染色）

① 主树突（main dendrite）

② 基树突（base dendrite）

③ 轴突（axon）

（二）小脑浦肯野细胞（Purkinje cell）

高倍观察 在小脑皮质部分可见胞体较大、呈梨形的棕黑色细胞，即小脑浦肯野细胞。细胞顶部有 1～2 个主树突由胞体伸向皮质表面。主树突反复分支，使细胞整体形态呈柏叶状，为细胞的形态特征。在胞体基部向髓质方向发出一个细长突起，为轴突（图 8-6）。

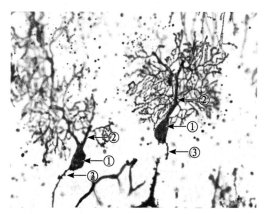

图 8-6 小脑浦肯野细胞（高倍，COX 染色）

① 浦肯野细胞（Purkinje cell）

② 主树突（main dendrite）

③ 轴突（axon）

（崔红晶）

数字课程学习 ……

✐ 习题

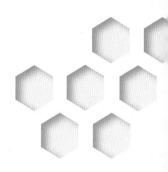

09 第9章

循环系统 Circulatory System

目的和要求

学生能够正确辨认并描述各类动脉、静脉和心脏壁的光镜结构；学会中空器官观察和描述方法；通过阐释循环系统器官结构与基本组织、器官结构和功能的联系，分析循环系统疾病的组织学基础，建构结构异常与疾病的关系，发展循环系统相关的医疗健康素养。

一、标本观察 Specimen observation

（一）中动脉（medium-sized artery）、中静脉（medium-sized vein）

肉眼观察　标本中有两个较大的血管横断面，管腔较圆且较小、管壁厚的是中动脉，管腔有时塌陷较扁且不规则、管壁较薄者为中静脉。

低倍观察　中动脉管壁分3层：内膜很薄，在腔面只见一层内皮细胞核，近腔面有1~2层折光性强、环绕管壁呈波浪状走行的粉红色结构，为内弹性膜（internal elastic membrane），与中膜分界明显；其外侧由多层环行平滑肌组成的结构为中膜；中膜外为结缔组织构成的外膜，与中膜厚度相当。外膜内侧近中膜处有多层断续的外弹性膜。

中静脉管壁分3层：内膜很薄，可见内皮细胞核，内弹性膜不明显，故与中膜分界不清；中膜较薄，主要由3~5层环行平滑肌组成，其间有少量结缔组织；外膜较中膜厚，由结缔组织构成，无外弹性膜（图9-1）。

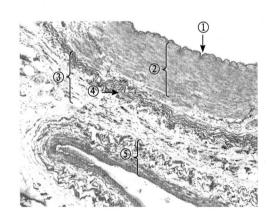

图 9-1　中动脉、中静脉（低倍）

① 内膜（tunica intima）

② 中膜（tunica media）

③ 外膜（adventitia）

④ 外弹性膜（external elastic membrane）

⑤ 中静脉（medium-sized vein）

高倍观察

1. 中动脉

（1）内膜（tunica intima）：很薄，可见内皮极薄，细胞核突向腔面；紧贴内皮外的为内弹性膜，呈波浪状，红色、折光性强，厚度也较均匀，内皮下层无法分辨。

（2）中膜（tunica media）：较厚，为 10 层以上环行平滑肌，肌纤维间夹有少量胶原纤维、弹性纤维。

（3）外膜（adventitia）：为疏松结缔组织。在中膜与外膜交界处，有数层断续的外弹性膜，内含有小血管（营养血管）和神经束（图 9-2A）。

2. 中静脉

（1）内膜：分为 3 层，内皮细胞核突向管腔，内皮下层为少量结缔组织，内弹性膜不明显。

（2）中膜：主要为 3~5 层环行平滑肌，常呈束状，被结缔组织隔开。

（3）外膜：无外弹性膜，近中膜外有时可见纵行平滑肌的横断面，此外，还可见胶原纤维、弹性纤维、血管及神经的断面（图 9-2B）。

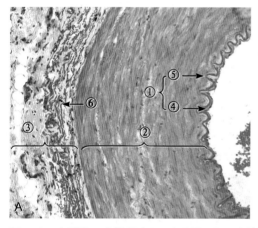
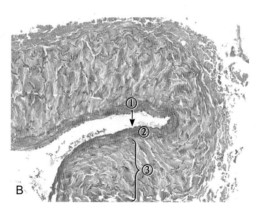

图 9-2　中动脉、中静脉（A. 中动脉，B. 中静脉）

① 内膜（tunica intima）　② 中膜（tunica media）　③ 外膜（adventitia）　④ 内皮（endothelium）
⑤ 内弹性膜（internal elastic membrane）　⑥ 外弹性膜（external elastic membrane）

（二）小动脉（small artery）、小静脉（small vein）

肉眼观察　有多个细小管腔结构存在于结缔组织中。

低倍观察　小动脉与小静脉相伴存在，管腔小而圆、管壁较厚的为小动脉，管腔较大而不规则、管壁较薄的为小静脉。

高倍观察

1. 小动脉

（1）内膜：内皮紧贴内弹性膜，较小的小动脉内弹性膜不明显。

（2）中膜：厚，为数层环行平滑肌。

（3）外膜：为少量疏松结缔组织，一般无外弹性膜，与周围结缔组织相移行，分界不清。

2. **小静脉** 内膜极薄，可见一层内皮。中膜薄，可见 1~2 层疏散的平滑肌纤维。外膜为疏松结缔组织（图 9-3）。

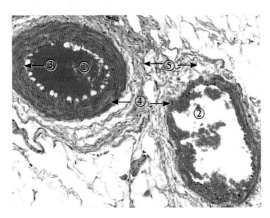

图 9-3 小动脉、小静脉（高倍）

① 小动脉（small artery）
② 小静脉（small vein）
③ 内弹性膜（internal elastic membrane）
④ 中膜（tunica media）
⑤ 外膜（adventitia）

（三）大动脉（large artery）

肉眼观察 管壁完整或局部横切面，呈环状或条块状。

低倍观察 管壁厚，由内向外可见三层结构：内膜薄，内弹性膜与中膜分界不清；中膜最厚，着色较深，有多层环行弹性膜和平滑肌；外膜较薄，为结缔组织（图 9-4A）。

高倍观察

1. **内膜** 可见内皮的扁圆形细胞核，有时内皮脱落而不完整；内皮下层较厚，其中除胶原纤维和弹性纤维外，还夹有一些散在的平滑肌；内弹性膜数层与中膜的弹性膜相连，故无明显分界。

2. **中膜** 最厚，可见数十层弹性膜和夹在其间的平滑肌纤维、少量胶原纤维、弹性纤维。弹性膜为波浪形线状结构，呈粉红色，折光性强（图 9-4B）。

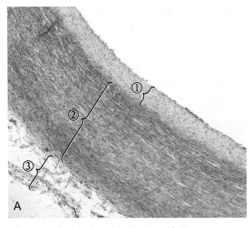
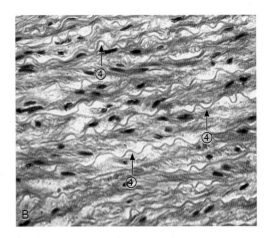

图 9-4 大动脉（A. 低倍，B. 高倍）

① 内膜（tunica intima） ② 中膜（tunica media） ③ 外膜（adventitia） ④ 弹性膜（elastic membrane）

3. **外膜** 为结缔组织，内含营养血管，无明显外弹性膜。

（四）心脏（heart）

肉眼观察 不规则的块状标本中，凹凸不平、着浅粉色的一面是心内膜，可见心瓣膜，中间很厚、着红色的是心肌膜，较平坦或略微隆起的一侧是心外膜。

低倍观察 心脏壁由内向外可分3层结构，心内膜的结缔组织内常有成群存在、胞体较大、染色较浅的特殊心肌细胞——浦肯野纤维（Purkinje fiber），心外膜结缔组织含有较多脂肪细胞（图9-5）。

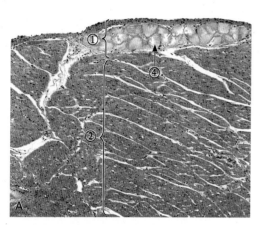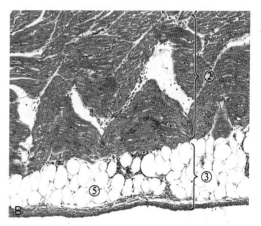

图 9-5 心脏（A. 心内膜，B. 心外膜）

① 心内膜（endocardium） ② 心肌膜（myocardium） ③ 心外膜（epicardium）
④ 浦肯野纤维（Purkinje fiber） ⑤ 脂肪细胞（adipocyte）

1. **心内膜** 较薄，可见两层结构。

（1）内皮：为心脏内表面衬贴的单层扁平上皮。

（2）内皮下层：位于内皮下方，内层为一薄层结缔组织，并含有少许平滑肌纤维；外层为疏松结缔组织，称心内膜下层，内含血管、神经和浦肯野纤维（图9-5A）。

2. **心肌膜** 位于心内膜深部，厚，心肌纤维排列紧密，可见心肌纤维的各种切面，肌纤维间有少量结缔组织和丰富的毛细血管。

3. **心外膜** 位于心肌膜外侧，为结缔组织。

高倍观察

1. **心内膜** 内皮、内皮下层和心内膜下层三层结构分界不明显，心内膜下层内可见浦肯野纤维的不同切面，比心肌细胞短而宽，细胞质染色浅，细胞核大而圆、染色浅，位于细胞中央，细胞界线明显。

2. **心肌膜** 可见各种切面的心肌纤维，其间的结缔组织内有丰富的毛细血管。

3. **心外膜** 由结缔组织构成，其内含有小血管、神经束，并可见大量的脂肪细胞，外表面光滑衬有间皮。

（五）毛细血管（capillary）

高倍观察 在心脏标本中，观察心肌膜内各种切面的心肌纤维，其间的结缔组织内有丰富的毛细血管。横切面的毛细血管管腔很小，管壁极薄，由1~2个内皮细胞围成；纵切面毛细血管腔内可见成单行排列的红细胞（图9-6）。

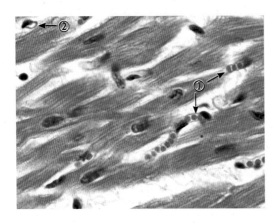

图9-6 毛细血管（高倍）
① 纵切（longitudinal section）
② 横切（cross section）

二、示教 Demonstration

（一）微循环（microcirculation）

视频观察 可见网状管道结构，管腔内有血液流动。管径粗、管壁厚、血流较快的为微动脉，可见有血管自管壁分出；管腔大、血流较慢的为微静脉，可见有细小血管与之相吻合，血流汇入此处；管壁薄、管径小者为毛细血管，红细胞呈单行走行于其中，流动缓慢。

（二）血窦（sinusoid）

高倍观察 在肾上腺内分泌细胞索之间，可见大小不规则的腔隙，腔内含血细胞，即为血窦。窦壁很薄，仅见一层内皮（图9-7）。

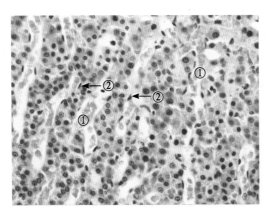

图9-7 血窦（高倍）
① 血窦（sinusoid）
② 内皮（endothelium）

（三）大动脉（large artery）

肉眼观察 管壁局部横切面呈条块状。

低倍观察 大动脉中膜含有大量弹性膜，均呈波浪形，染成紫蓝色。弹性膜之间有较细的弹性纤维（图 9–8）。

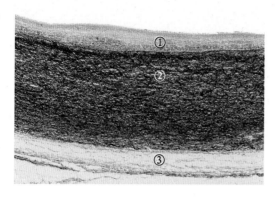

图 9–8 大动脉，来复红染色（低倍）

① 内膜（tunica intima）

② 中膜（tunica media）

③ 外膜（adventitia）

（张　贺）

数字课程学习……

✎ 习题

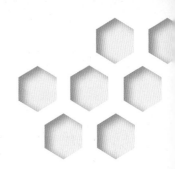

10 第10章

免疫系统 Immune System

目的和要求

学生能够准确辨认并描述胸腺、淋巴结和脾的光镜结构；学会实质性器官观察和描述的方法；通过阐释免疫系统功能与细胞、组织和器官的联系，分析免疫系统疾病的组织学基础，建构结构异常与疾病的关系，发展免疫系统相关的医疗健康素养。

一、标本观察 Specimen observation

（一）胸腺（thymus）

肉眼观察　标本呈块状，表面可见粉红色被膜，实质可见若干小叶。小叶周边部着深蓝紫色为皮质，中央部着浅粉红色为髓质。

低倍观察

1. **被膜和小叶间隔**　为结缔组织，被膜（capsule）向实质伸入形成小叶间隔，实质被小叶间隔分为若干个不完全分隔的小叶。

2. **皮质（cortex）**　位于小叶周缘，细胞多、密集，染成深蓝紫色。

3. **髓质（medulla）**　位于小叶中央，互相连通，细胞相对少，分布疏散，呈粉红色。髓质内可见染成红色的圆形或卵圆形的块状结构，为胸腺小体（thymic corpuscle）（图 10-1A）。

高倍观察

1. **皮质**　可见密集排列的胸腺细胞（thymocyte）、少量巨噬细胞和胸腺上皮细胞（thymic epithelial cell）。胸腺细胞体积小，圆形，核染色深，细胞质少，呈嗜碱性；胸腺上皮细胞散在分布，形状不规则，核卵圆形，较大，染色浅，核仁明显，细胞质较多，弱嗜酸性染色。

2. **髓质**　可见大量胸腺上皮细胞、少量胸腺细胞和胸腺小体。胸腺小体是胸腺上皮细胞呈同心圆状排列围成的结构，大小不等，圆形或椭圆形。胸腺小体周边部分细胞较幼稚，呈新月形，细胞核明显；中央部分细胞退化，核消失，呈均质状，嗜酸性染色（图 10-1B）。

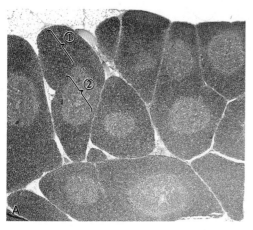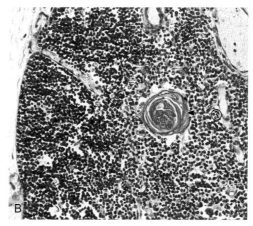

图 10-1　胸腺（A. 低倍，B. 高倍）

① 皮质（cortex）　② 髓质（medulla）　③胸腺小体（thymic corpuscle）

（二）淋巴结（lymph node）

肉眼观察　切面呈蚕豆形。表面可见薄层粉红色被膜；内部为实质，周边呈深蓝紫色的结构为皮质，中央着色深浅不一的结构为髓质。

低倍观察

1. 被膜和小梁　被膜为薄层的结缔组织，被膜向实质内伸入形成细小的条索状结构为小梁（trabecula），小梁构成实质的网架结构，皮质与髓质均可见小梁的断面，以髓质多见。

2. 皮质

（1）浅层皮质（peripheral cortex）：位于皮质的浅层，可见淋巴小结（lymphoid nodule）和弥散淋巴组织（diffuse lymphoid tissue）。淋巴小结较多，呈圆形或椭圆形，细胞密集，中央染色浅处为生发中心（germinal center）。薄层的弥散淋巴组织位于淋巴小结之间。

（2）深皮质（deep cortex）：又称副皮质区（paracortical zone），为浅层皮质深面的弥散淋巴组织，不同部位厚薄不一。部分标本可见少量的淋巴小结。

（3）皮质淋巴窦（cortical lymphoid sinus）：位于被膜下方和小梁周围，在被膜与皮质之间不规则的腔隙为被膜下窦（subcapsular sinus），小梁周围的间隙为小梁周窦（peritrabecular sinus）。

3. 髓质

（1）髓索（medullary cord）：为淋巴组织形成的条索状结构，细胞密集，呈深蓝紫色，切片可见条索状、团块状或不规则形的断面。

（2）髓质淋巴窦（medullary sinus）：简称髓窦，位于髓索之间，窦腔较宽，窦内细胞少，排列松散（图 10-2）。

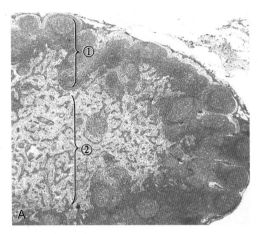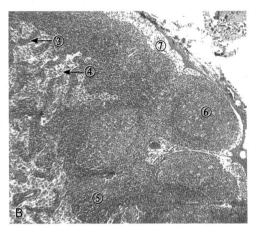

图 10-2 淋巴结（A～B. 低倍）

① 皮质（cortex）　② 髓质（medulla）　③ 髓索（medullary cord）　④ 髓窦（medullary sinus）
⑤ 深皮质（deep cortex）　⑥ 淋巴小结（lymphoid nodule）　⑦ 被膜下窦（subcapsular sinus）

高倍观察

1. 皮质

（1）淋巴小结：位于浅层皮质，近被膜侧为小结帽（nodule cap），由小淋巴细胞密集形成新月形；小结帽深面为明区（light zone），由中等大小的淋巴细胞组成；明区深面为暗区（dark zone），由着色较深的大淋巴细胞组成，邻近深层皮质。

（2）毛细血管后微静脉（post-capillary venule）：分布于深皮质的弥散淋巴组织内，可见其纵切面和横切面，管壁内皮为立方形，染色浅，核圆形，位于细胞中央（参见图 10-4）。

2. 髓质　髓索内有大量密集的淋巴细胞、少量浆细胞和巨噬细胞等。髓窦的窦壁由扁平的内皮细胞围成；窦腔内有网状细胞连结形成的网架，网眼中有淋巴细胞、巨噬细胞等。

（三）脾（spleen）

肉眼观察　标本呈块状。表面有染成粉红色的被膜，实质染色不均匀。其中散在的紫蓝色圆形或卵圆形区域为白髓，成片、疏松的红色区域为红髓。

低倍观察

1. 被膜和小梁　被膜较厚，由致密结缔组织构成，表面衬有间皮，内有散在的平滑肌。被膜向实质伸入形成粗大的条索状结构为小梁，切片可见小梁呈条索状、块状或不规则形，分散在实质之间（图 10-3A）。部分小梁内可见小血管。

2. 白髓（white pulp）　分散于红髓中，分为淋巴小结和动脉周围淋巴鞘两个部分（图 10-3）。

（1）淋巴小结：又称脾小体或脾小结，圆形或卵圆形，常有生发中心，小结帽朝向边缘区，暗区朝向动脉周围淋巴鞘。

（2）动脉周围淋巴鞘（periarterial lymphatic sheath）：为中央动脉周围排列的弥散

淋巴组织，呈鞘状分布，断面中央为中央动脉。动脉周围淋巴鞘一侧为淋巴小结。切片中可见中央动脉断面呈横切面、纵切面或斜切面。

3. **边缘区（marginal zone）** 位于白髓和红髓交界处，该处淋巴细胞较白髓稀疏，但较红髓密集，并混有红细胞。

4. **红髓（red pulp）** 位于被膜下、小梁周围、边缘区外侧及白髓之间，成片分布，可见脾索和脾窦，两者界线不清，交错呈网状（图 10-3）。

（1）脾索（splenic cord）：连结成网的条索状结构，为富含血细胞的淋巴组织。

（2）脾窦（splenic sinus）：为脾索间的血窦，腔隙不规则、大小不等，脾索内的血细胞可穿越内皮间隙进入其中。

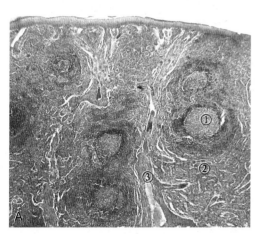 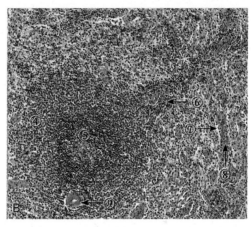

图 10-3　脾（A ~ B. 低倍）

① 白髓（white pulp）　② 红髓（red pulp）　③ 小梁（trabecula）　④ 边缘区（marginal zone）
⑤ 淋巴小结（lymphoid nodule）　⑥ 动脉周围淋巴鞘（periarterial lymphatic sheath）
⑦ 脾窦（splenic sinus）　⑧ 脾索（splenic cord）　⑨ 中央动脉（central artery）

高倍观察

1. 白髓

（1）动脉周围淋巴鞘：淋巴组织以小淋巴细胞为主，密集分布。其中央有中央动脉，动脉壁可见内皮和平滑肌纤维，管壁分层不明显。

（2）淋巴小结：由淋巴细胞密集而成，可见淋巴细胞、网状细胞和巨噬细胞等。发育较好的淋巴小结可见小结帽、明区和暗区。

2. 红髓

（1）脾索：呈不规则条索状，主要由网状组织构成，网眼中含有各种血细胞及巨噬细胞、浆细胞等。

ⓔ知识扩展
扁桃体

（2）脾窦：即血窦，窦壁内皮细胞为长杆状，多数被横断，细胞核呈圆形，核所在处胞体向窦腔内隆起（参见图 10-5）。

二、示教 Demonstration

（一）毛细血管后微静脉（post-capillary venule）

高倍观察 淋巴结深皮质的弥散淋巴组织内有一些微小血管，其特点是管腔小，管壁内皮为高内皮，呈立方形，细胞质着色较浅，核圆形，位于细胞中央（图 10-4）。

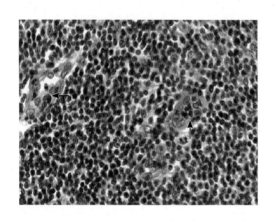

图 10-4 淋巴结（高倍）

↑示毛细血管后微静脉（post-capillary venule）

（二）脾窦（splenic sinus）

高倍观察 在脾红髓中，脾索之间的不规则腔隙称脾窦。脾窦形状不规则、大小不等，窦壁内表面为杆状内皮细胞，多被横断，核圆形，并突向窦腔，相邻内皮细胞间有间隙。窦腔内可有血细胞（图 10-5）。

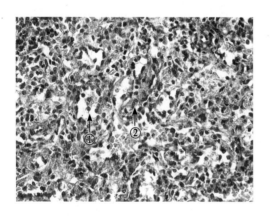

图 10-5 脾（高倍）

① 脾窦（splenic sinus）

② 脾索（splenic cord）

（黎　鹏）

数字课程学习 ……

✏ 习题

11 第11章

内分泌系统 Endocrine System

目的和要求

学生能准确辨认并描述甲状腺、肾上腺和垂体的结构；通过阐释细胞结构与激素分泌和器官功能之间的关系，分析内分泌系统疾病的组织学基础，建构结构异常与疾病的关系，发展内分泌系统相关的医疗健康素养。

一、标本观察 Specimen observation

（一）甲状腺（thyroid gland）

肉眼观察 切片呈半椭圆形或方形，表面有淡红色被膜，实质染成粉红色。部分标本可见染成蓝紫色的甲状旁腺。

低倍观察

1. 被膜 为薄层结缔组织。被膜伸入实质并将实质分隔成大小不等、不明显的小叶。

2. 实质 为大小不等的甲状腺滤泡，滤泡壁为单层上皮，滤泡腔为均质状嗜酸性的胶质（colloid），仅见一团滤泡上皮细胞的结构为未切到滤泡腔的滤泡。滤泡间有滤泡旁细胞、少量的结缔组织和丰富的毛细血管。

高倍观察

1. 甲状腺滤泡（thyroid follicle） 滤泡上皮细胞（follicular epithelial cell）为单层立方上皮，细胞可随功能状态不同有形态的变化，呈柱状或扁平形，细胞质呈弱嗜碱性，核圆，染色较深，位于细胞中央。滤泡腔内充满胶质，呈嗜酸性染色，部分滤泡腔靠上皮一侧的胶质可见少许空泡。

⊜ 知识扩展
甲状旁腺

2. 滤泡旁细胞（parafollicular cell） 分布于滤泡之间或滤泡上皮细胞之间，常三五成群或者单个存在；胞体大，呈卵圆形或多边形，细胞质染色浅，清亮；核大而圆，染色浅（图11-1）。

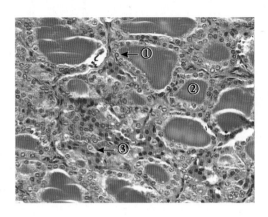

图 11-1 甲状腺（高倍）

① 滤泡上皮细胞（follicular epithelial cell）
② 胶质（colloid）
③ 滤泡旁细胞（parafollicular cell）

（二）肾上腺（adrenal gland）

肉眼观察 切片呈长椭圆形或三角形，周边染色深的为皮质，中央染色浅的为髓质。

低倍观察

1. 被膜 分布于表面，为薄层结缔组织。

2. 皮质 位于被膜深面，由表至里分球状带、束状带和网状带。在细胞团、细胞索之间有少量的结缔组织和丰富的血窦（图 11-2A）。

（1）球状带（zona glomerulosa）：薄，位于被膜下方，细胞排列成球团状。

（2）束状带（zona fasciculata）：厚，位于球状带深面，细胞呈单行或双行束状排列。

（3）网状带（zona reticularis）：较薄，位于束状带深面，细胞排列成不规则条索状，互相吻合呈网状。

3. 髓质 位于网状带深面，与皮质的交界参差不齐。细胞排列成不规则条索状，细胞索之间有少量结缔组织和丰富的血窦。髓质中央可见较大的血管断面，即中央静脉。

高倍观察

1. 皮质

（1）球状带细胞：体积小，核小而深染，细胞质较少，染色较深，嗜酸性（图 11-2B）。

（2）束状带细胞：体积较大，多边形，核圆，较大，着色浅，细胞质丰富、有许多小泡，呈泡沫状，染色浅，嗜酸性（图 11-2B）。

（3）网状带细胞：体积较小，不规则形，核小，染色深，细胞质嗜酸性（图 11-2C）。

2. 髓质

（1）髓质细胞：体积较大，多边形，细胞界线不清，细胞核圆形，较大，染色淡，细胞质着色较浅。

（2）交感神经节细胞：散在分布，为多极神经元，体积较大，胞核大、圆、呈泡状，核仁明显（图 11-2C）。

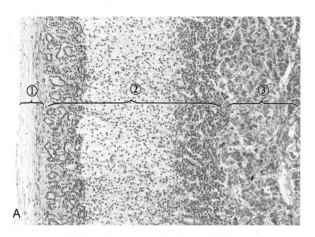

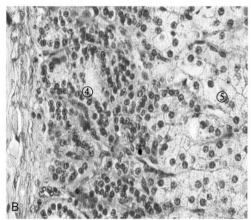
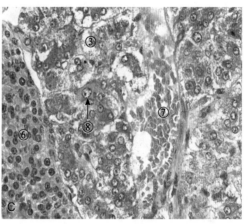

图 11-2　肾上腺（ A. 低倍，B~C. 高倍 ）
① 被膜（ capsule ）　② 皮质（ cortex ）　③ 髓质（ medulla ）　④ 球状带（ zona glomerulosa ）
⑤ 束状带（ zona fasciculata ）　⑥ 网状带（ zona reticularis ）　⑦ 中央静脉（ central vein ）
⑧ 交感神经节细胞（ sympathetic ganglion cell ）

（三）垂体（ hypophysis ）

肉眼观察　标本大致呈卵圆形或长椭圆形，染色深的为腺垂体的远侧部，染色浅的为神经垂体的神经部。大多数标本未切到结节部和漏斗。

低倍观察

1. 远侧部（ pars distalis ）　为腺垂体（ adenohypophysis ）的主要部分，可见许多排列呈团、索状的腺细胞群，腺细胞团索间有丰富的血窦（ 图 11-3A ）。

2. 中间部（ pars intermedia ）　为神经部和腺垂体远侧部之间的狭窄区，细胞排列呈团状或索状。部分标本可见几个大小不等的滤泡，滤泡腔内有嗜酸性均质的胶状物（ 图 11-3A ）。

3. 结节部（ pars tuberalis ）　分布于漏斗柄周围，细胞小，毛细血管丰富，多数切片标本未切到此部结构。

4. **神经部（pars nervosa）** 为神经垂体（neurohypophysis）的主要部分，主要为无髓神经纤维，着粉红色，其间较多的圆形或椭圆形细胞核为垂体细胞核。还可见较丰富的毛细血管（图11-3A）。

5. **漏斗** 位于神经部上方，由轴突构成，多数切片标本未切到此部结构。

高倍观察

1. **远侧部** 可见3种不同着色的细胞（图11-3B）。

（1）嗜酸性细胞（acidophil cell）：数量较多，细胞呈圆形或卵圆形，胞体较大，细胞质有嗜酸性颗粒而染成红色，核圆，着色浅。

（2）嗜碱性细胞（basophil cell）：数量少，细胞圆形、卵圆形或多边形，比嗜酸性细胞稍大，细胞质有嗜碱性颗粒而染成紫蓝色，核圆、偏向一侧，染色浅。

（3）嫌色细胞（chromophobe cell）：数量最多，体积最小，常集群分布，排列成团；细胞界线不清，细胞质染色浅，核圆、染色浅。

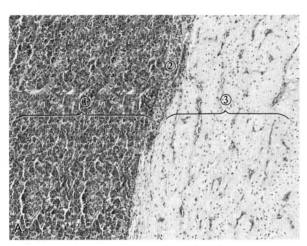

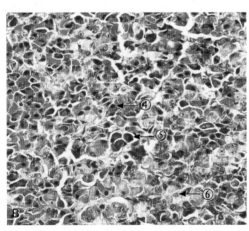
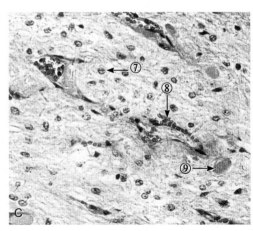

图 11-3 垂体（A. 低倍，B~C. 高倍）

① 远侧部（pars distalis） ② 中间部（pars intermedia） ③ 神经部（pars nervosa）

④ 嗜酸性细胞（acidophil cell） ⑤ 嗜碱性细胞（basophil cell） ⑥ 嫌色细胞（chromophobe cell）

⑦ 垂体细胞（pituicyte） ⑧ 毛细血管（capillary） ⑨ 赫林体（Herring body）

2. **神经部**　主要成分为大量无髓神经纤维、垂体细胞（pituicyte）及丰富的血窦。切片中垂体细胞核明显。神经部尚有少量大小不等、染成粉红色的均质小块状结构，即赫林体（Herring body），为神经内分泌颗粒在无髓神经纤维内聚集形成的膨大结构（图11-3C）。

3. **中间部**　可见一些较大的滤泡或细胞团、索，细胞多为嫌色细胞和嗜碱性细胞。

二、示教 Demonstration

滤泡旁细胞（parafollicular cell）

高倍观察　甲状腺滤泡旁细胞在滤泡上皮细胞之间或滤泡之间，单个或成群存在，细胞质被银染成棕褐色，细胞中央圆形浅染区域为核所在位置（图11-4）。

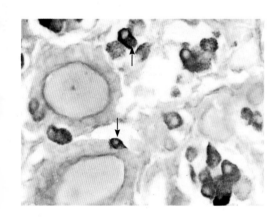

图 11-4　甲状腺，硝酸银染色（高倍）

↑示滤泡旁细胞（parafollicular cell）

（黎　鹏）

数字课程学习 ……

✐ 习题

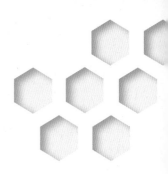

12 第 12 章

消化管 Digestive Tract

目的和要求

学生能够准确辨认并描述食管、胃、小肠、结肠和阑尾的组织结构；通过阐释消化管各段结构差异与功能的联系，分析消化管疾病的组织学基础，建构结构异常与疾病的关系，发展消化系统相关的医疗健康素养。

一、标本观察 Specimen observation

（一）食管（esophagus）

肉眼观察 食管为中空性器官，管腔内面一层染成紫蓝色的为黏膜上皮，其外方为食管壁其他各层。有时可见起伏的纵行皱襞。

低倍观察 先区分食管壁四层结构，从管腔由内向外分别为：黏膜，其外染色较浅、分布有腺泡的为黏膜下层，再外方染成红色、较厚的是肌层，最外层浅染的薄层结构为外膜（图 12-1A）。

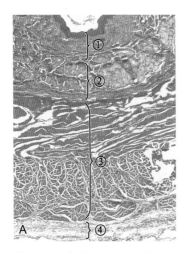
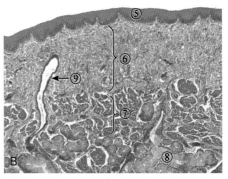

图 12-1 食管（A~B. 低倍）

① 黏膜（mucosa） ② 黏膜下层（submucosa） ③ 肌层（muscularis）
④ 外膜（adventitia） ⑤ 上皮（epithelium） ⑥ 固有层（lamina propria）
⑦ 黏膜肌层（muscularis mucosa） ⑧ 食管腺腺泡（acinus of esophageal gland）
⑨ 食管腺导管（duct of esophageal gland）

然后对各层分别观察，重点观察黏膜和黏膜下层（图 12-1B）。

1. 黏膜（mucosa）

（1）上皮（epithelium）：在管腔的内表面，是未角化的复层扁平上皮。

（2）固有层（lamina propria）：由结缔组织构成。浅部呈乳头状伸入上皮基底部。固有层内可见到小血管和由复层上皮围成的食管腺导管。

（3）黏膜肌层（muscularis mucosa）：由较厚的纵行平滑肌束构成。

2. 黏膜下层（submucosa） 由结缔组织构成，可见较大的血管和神经等。有的地方可见到染色浅淡的食管腺（esophageal gland），为黏液性腺。

3. 肌层（muscularis） 为内环、外纵两层。食管各段肌层的肌组织成分不同，可为骨骼肌或平滑肌。

4. 外膜（adventitia） 为纤维膜（fibrosa），与周围结缔组织相延续。

高倍观察 在黏膜下层结缔组织中分布有黏液性食管腺，为复管泡状腺，有的突破黏膜肌层。食管腺的腺泡为圆形或不规则形，腺腔小。腺细胞为柱状或锥体形，细胞质内含有黏原颗粒不易着色而染色浅；核扁圆，位于细胞基底部。导管腔小，染色深，小导管由单层立方或柱状上皮构成，较大的导管移行为复层扁平上皮，直接开口于食管的管腔面。

ⓔ 知识扩展
食管和胃贲门
交界处

（二）胃（stomach）

肉眼观察 标本为胃底部组织。切片一面高低不平，为腔面；另外一面较平滑，为外表面。在近腔面可见染成蓝紫色的一层为黏膜。

低倍观察 胃壁从腔面由内向外可分为 4 层：深染成紫蓝色的为黏膜，浅染成粉红色的一层为黏膜下层，其外侧红染的厚层为肌层，再外侧有一薄层结构为外膜（图 12-2）。

1. 黏膜

（1）上皮：为单层柱状上皮，主要由表面黏液细胞（surface mucous cell）组成。

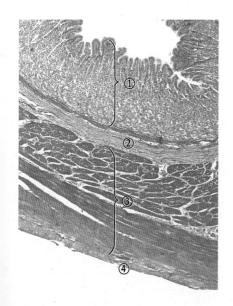

图 12-2 胃底（低倍）

① 黏膜（mucosa）
② 黏膜下层（submucosa）
③ 肌层（muscularis）
④ 外膜（adventitia）

上皮向固有层内凹陷形成许多胃小凹（gastric pit）。胃小凹底部有腺体的开口。

（2）固有层：由结缔组织构成，其中有大量胃底腺（fundic gland），几乎占满整个固有层。胃底腺为单管或分支管状腺，开口于胃小凹底部，标本中可见各种切面，圆形、卵圆形或长条形。选择一个比较完整的纵切面，大致区分胃底腺的颈部（连接胃小凹处）、体部和底部（接近黏膜肌层处）。

（3）黏膜肌层：为平滑肌，分内环行和外纵行两层，较薄。

2. **黏膜下层**　由结缔组织构成，内含血管和神经丛。

3. **肌层**　较厚，可分内斜、中环和外纵三层平滑肌，但层次多不易分清。

4. **外膜**　为浆膜（serosa），由结缔组织和表面的间皮（mesothelium）组成。

高倍观察　重点观察胃黏膜。

1. **上皮**　是单层柱状上皮，不含杯状细胞。表面黏液细胞呈柱状，细胞核呈椭圆形，位于细胞基底部。细胞顶部细胞质内充满黏原颗粒，因 HE 染色切片上着色浅淡，故细胞顶部呈透明或空泡状。上皮向固有层凹陷形成胃小凹（图 12-3A）。

2. **胃底腺**　位于黏膜固有层，数量多，被切成各种切面。胃底腺由多种细胞构成，以主细胞和壁细胞为主，颈黏液细胞较少且难辨认。选择一个纵断面重点观察主细胞和壁细胞（图 12-3B）。

（1）主细胞（chief cell）：数量最多，主要分布在腺的体部和底部，细胞呈柱形，基底部细胞质嗜碱性强，染成蓝紫色；核圆形，位于细胞基底部。

（2）壁细胞（parietal cell）：主要分布在腺体的颈部和体部，细胞较大，呈圆形或锥体形，细胞质嗜酸性染成红色；核圆形，位于细胞中央，有时可见双核。

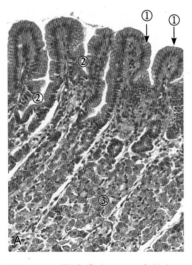
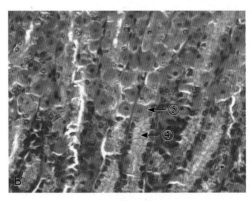

图 12-3　胃黏膜（A~B. 高倍）

① 上皮（epithelium）　② 胃小凹（gastric pit）　③ 胃底腺（fundic gland）
④ 主细胞（chief cell）　⑤ 壁细胞（parietal cell）

（三）空肠（jejunum）

肉眼观察 标本呈长条状或环状，为空肠的纵切或横切面。切片一面染色较深，表面起伏不平，有数个较高的突起，为肠腔面；另外一面染色较浅，表面平滑。

低倍观察 首先区分肠壁的 4 层结构：近肠腔面染成蓝紫色的一层为黏膜，黏膜下染成粉红色的为黏膜下层，其外侧呈深红色的部分是肌层，最外侧的为外膜。黏膜和黏膜下层共同突向肠腔，在黏膜表面形成一些大的突起，即小肠环形皱襞（plica）。在皱襞表面和皱襞之间的黏膜表面又有许多指状小突起，由黏膜上皮和固有层突向肠腔形成，即肠绒毛（intestinal villus）（图 12-4）。逐层观察其结构特点。

1. **黏膜** 又分为上皮、固有层和黏膜肌层。黏膜表面的突起即肠绒毛，有各种切面。其表面是单层柱状上皮，其轴心是固有层的结缔组织。绒毛之间的上皮陷入固有层形成单管状的小肠腺（small intestinal gland）。小肠腺间的结缔组织甚少，有时可见孤立淋巴小结（solitary lymphoid nodule）。黏膜肌层由内环、外纵两薄层平滑肌构成。

2. **黏膜下层** 由疏松结缔组织构成。其中有丰富的血管，有时可见黏膜下神经丛（submucosal plexus）。

3. **肌层** 为内环、外纵两层平滑肌。在两层平滑肌之间有散在分布、大小不等的淡染区，为肌间神经丛（myenteric plexus）。

4. **外膜** 为浆膜，由间皮和少量疏松结缔组织构成，内含小血管、神经等。

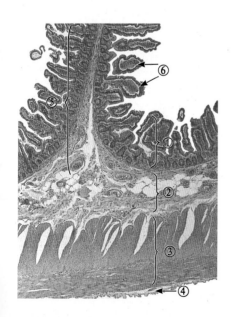

图 12-4 空肠（低倍）

① 黏膜（mucosa）
② 黏膜下层（submucosa）
③ 肌层（muscularis）
④ 外膜（adventitia）
⑤ 皱襞（plica）
⑥ 肠绒毛（intestinal villus）

高倍观察 重点观察肠绒毛和小肠腺。

1. **肠绒毛** 空肠的绒毛形如指状，排列紧密（图 12-5A）。

（1）上皮：是单层柱状上皮，覆盖在绒毛的表面，由柱状细胞、杯状细胞和少量内分泌细胞构成。柱状细胞吸收营养物质，故又称吸收细胞（absorptive cell）。柱状细胞多，胞质嗜酸性，核呈椭圆形，排列整齐，偏位于基底部。在柱状细胞间夹有少量杯状细胞，呈高脚杯形，细胞质明亮，核扁圆或三角形，位于基底部。内分泌细胞在 HE 染色切片中不易区分。在上皮游离面可见清晰的纹状缘（striated border），呈深红色的线条状。

（2）固有层：绒毛中轴的固有层由结缔组织构成，其中可见丰富的毛细血管。中央有时可见管腔较大的毛细淋巴管，即中央乳糜管（central lacteal），腔面的内皮细胞排列较稀疏。固有层内还可见散在的平滑肌纤维。

2. **小肠腺** 绒毛之间的上皮陷入固有层形成小肠腺，为单管状腺，直接开口于肠腔（图 12-5B）。镜下可见到各种切面。注意观察组成小肠腺的各种细胞。

（1）柱状细胞和杯状细胞：与绒毛上皮细胞相同。

（2）帕内特细胞（Paneth cell）：呈锥体形，常三五成群位于小肠腺的基底部，靠近黏膜肌层。细胞顶端细胞质中含有许多嗜酸性分泌颗粒，圆而大，染成鲜红色。

（3）干细胞和内分泌细胞：位于柱状细胞和杯状细胞之间，HE 染色切片中不易辨认。

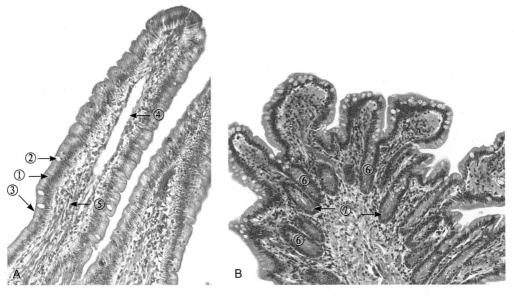

图 12-5　肠绒毛和小肠腺（A~B. 高倍）

① 吸收细胞（absorptive cell）　② 杯状细胞（goblet cell）　③ 纹状缘（striated border）
④ 中央乳糜管（central lacteal）　⑤ 平滑肌纤维（smooth muscle fiber）
⑥ 小肠腺（small intestinal gland）　⑦ 帕内特细胞（Paneth cell）

3. **黏膜下神经丛和肌间神经丛** 黏膜下神经丛位于黏膜下层的深部，肌间神经丛位于内环、外纵两层平滑肌之间。两神经丛结构相似，呈长椭圆形，染色浅淡，周围有结缔组织包裹，神经丛内有两种细胞成分（图 12-6）。

（1）神经元：胞体较大，核大而圆、染色甚浅，核仁大而清晰。

（2）卫星细胞：是神经胶质细胞的一种，位于神经元的周围，细胞小，核圆形或椭圆形，染色深。

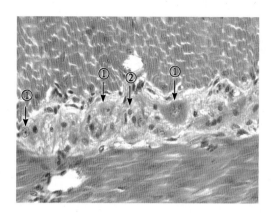

图 12-6 肌间神经丛（高倍）

① 神经元（neuron）
② 卫星细胞（satellite cell）

（四）十二指肠（duodenum）

肉眼观察 标本长条状或环状，腔面染色深，起伏不平，结构与空肠基本相同。

低倍观察 首先区分十二指肠管壁的 4 层结构（图 12-7A），与空肠基本相同。

高倍观察 重点观察黏膜和黏膜下层（图 12-7B），与空肠的主要区别在于：肠绒毛较空肠高且宽，形如树叶，绒毛上皮中杯状细胞较少；黏膜下层分布有大量特征性的十二指肠腺（duodenal gland）。十二指肠腺为分支管泡状腺，腺细胞为黏液性细胞，呈柱状，细胞质明亮，核扁圆、位于基底部。有时可见到腺导管，较粗，由单层柱状上皮构成，染色较深，开口于小肠腺的底部或绒毛之间的肠腔。

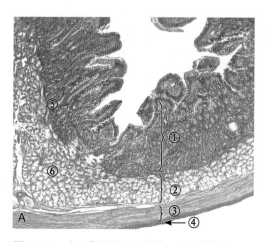

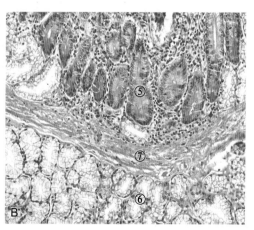

图 12-7 十二指肠（A. 低倍，B. 高倍）

① 黏膜（mucosa） ② 黏膜下层（submucosa） ③ 肌层（muscularis） ④ 外膜（adventitia）
⑤ 小肠腺（small intestinal gland） ⑥ 十二指肠腺（duodenal gland） ⑦ 黏膜肌层（muscularis mucosa）

（五）回肠（ileum）

肉眼观察 结构与空肠基本相同。

低倍观察 首先区分回肠壁的 4 层结构（图 12-8）。注意与空肠和十二指肠相比较，观察主要区别：回肠绒毛不发达，较小，呈矮锥状，上皮中杯状细胞较多；固有层中淋巴组织丰富，常出现集合淋巴小结（aggregated lymphoid nodule）。集合淋巴小结由多个淋巴小结密集而成，因体积较大常穿过黏膜肌层而到达黏膜下层。

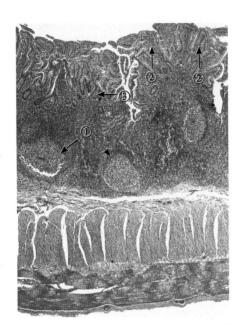

图 12-8　回肠（低倍）

① 集合淋巴小结（aggregated lymphoid nodules）

② 肠绒毛（intestinal villus）

③ 小肠腺（small intestinal gland）

（六）结肠（colon）

肉眼观察　标本为带状结构，一侧起伏不平、表面染色深的部分是管腔面。

低倍观察　从管腔面向外逐层观察，区分结肠壁的 4 层结构（图 12-9A）：近腔面是紫蓝色的黏膜，其外方染色浅淡的一层是黏膜下层，再向外染成红色、较厚的一层是肌层，最外层为浅染的外膜。大肠黏膜表面无肠绒毛，管腔面起伏不平的为黏膜和黏膜下层突起形成的皱襞。

高倍观察　重点观察黏膜（图 12-9B），注意与小肠相比较。

1. 黏膜

（1）上皮：为单层柱状上皮，其中杯状细胞较多。

（2）固有层：有许多密集排列的单管状腺，为大肠腺。腺上皮中有大量杯状细胞。固有层内有时可见孤立淋巴小结，体积大者可穿过黏膜肌层进入黏膜下层。

（3）黏膜肌层：为内环、外纵两薄层平滑肌。

2. 黏膜下层　由结缔组织构成，其中含有较多脂肪细胞。

3. 肌层　为内环、外纵两层平滑肌。外纵肌层薄，但局部增厚形成三条结肠带。

4. 外膜　为浆膜。表面覆盖间皮，间皮下结缔组织中常有成群的脂肪细胞，形成肠脂垂，突出于结肠的外表面。

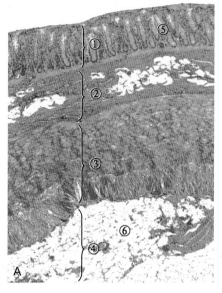
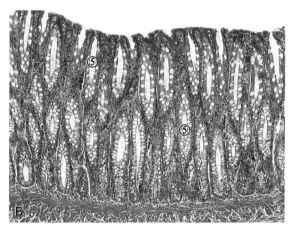

图 12-9　结肠（A. 低倍，B. 高倍）

① 黏膜（mucosa）　② 黏膜下层（submucosa）　③ 肌层（muscularis）　④ 外膜（adventitia）

⑤ 大肠腺（large intestinal gland）　⑥ 脂肪组织（adipose tissue）

（七）阑尾（appendix）

　　肉眼观察　标本为阑尾横切面，环状，管腔小，可见许多染成蓝色的淋巴小结围绕管腔；腔面紫色层为黏膜，其外染色稍浅处为黏膜下层，再向外染成红色的部分为肌层和外膜。

　　低倍观察　区分出管壁的 4 层结构，注意与结肠的区别（图 12-10）：大肠腺稀少且短小，固有层中有密集排列的淋巴小结，常穿过黏膜肌层到达黏膜下层；黏膜肌层甚薄，且不完整，平滑肌细胞少而疏散；肌层也较薄，亦由内环、外纵两层平滑肌构成；外膜为浆膜。

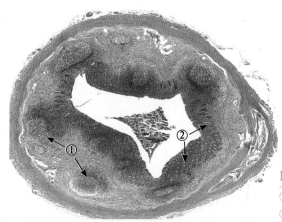

图 12-10　阑尾（低倍）

① 集合淋巴小结（aggregated lymphoid nodules）

② 大肠腺（large intestinal glands）

二、示教 Demonstration

（一）肠内分泌细胞（enteroendocrine cell）

高倍观察 在肠绒毛的上皮及肠腺中，散在分布于杯状细胞和柱状细胞间，细胞质染成棕色的细胞即为肠内分泌细胞，形态为不规则的锥体形或梭形，细胞核为类圆形（图 12-11）。

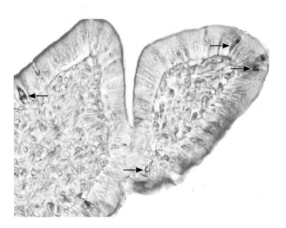

图 12-11 肠内分泌细胞，银染（高倍）

↑示肠内分泌细胞（enteroendocrine cell）

（二）帕内特细胞（Paneth cell）

高倍观察 位于小肠腺底部，常三五成群。细胞呈锥体形，核卵圆形、偏向基底部，顶部细胞质充满粗大的嗜酸性分泌颗粒（图 12-12）。

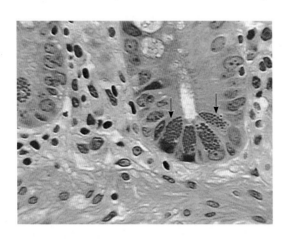

图 12-12 帕内特细胞（高倍）

↑示帕内特细胞（Paneth cell）

（叶晓霞）

数字课程学习......

🖉 习题

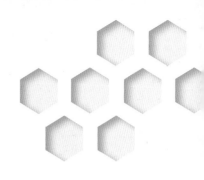

13 第13章

消化腺 Digestive Gland

目的和要求

学生能够准确辨认并描述肝、胰的光镜结构。通过阐释肝、胰结构和功能之间的联系，分析消化腺疾病的组织学基础，建构结构异常与疾病的关系，发展消化系统相关的医疗健康素养。

一、标本观察 Specimen observation

（一）肝（liver）

肉眼观察 标本大致呈长方形或三角形。

低倍观察 肝表面有浆膜，仅在部分标本的一侧可见。实质被结缔组织的小叶间隔分隔成多个多边形的肝小叶（hepatic lobule），小叶中央有一管腔为中央静脉（central vein）。在两三个相邻的肝小叶之间结缔组织中含有较多管腔之处，为门管区（portal area）。比较猪肝与人肝，猪肝肝小叶间界线清晰（图13-1A），人肝肝小叶排列紧密，小叶之间结缔组织很少，因此小叶间界线不清（图13-1B）。

重点观察人肝的结构。选择一典型的肝小叶进行观察：肝小叶大致呈六边形；小叶中央的中央静脉管腔小，管壁薄；有的肝小叶因切面关系找不到中央静脉或者有两个中

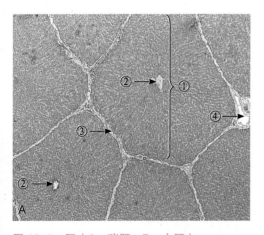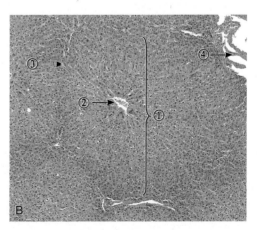

图13-1 肝（A. 猪肝，B. 人肝）

① 肝小叶（hepatic lobule） ② 中央静脉（central vein） ③ 小叶间隔（interlobular septum）
④ 门管区（portal area）

央静脉的切面。肝细胞从中央静脉向四周呈放射状排列，称肝索（hepatic cord），相邻肝索通常有分支吻合。肝索之间有许多小腔隙，为肝血窦（hepatic sinusoid），与中央静脉相通（图 13-2A）。肝小叶之间结缔组织较少，只在两三个相邻的肝小叶之间的门管区中含有较多的结缔组织，其中有多种管腔结构。

　　高倍观察　分别观察人肝的肝小叶和门管区。

　　1. 肝小叶　选择一个中央静脉清晰的肝小叶观察（图 13-2B）。

　　（1）中央静脉：管壁薄，仅由一层内皮细胞构成。

　　（2）肝索：为由多边形的肝细胞（hepatocyte）连接在一起形成的索条状结构，立体看呈板状，故又称肝板，互相吻合成网状。肝细胞胞体大，细胞质嗜酸性，染成粉红色，核大而圆，位于细胞中央，染色深，为多倍体核。多数肝细胞只有一个核，有时可见双核。

● 知识扩展
肝巨噬细胞

　　（3）肝血窦：窦腔较大，不规则，窦壁由内皮细胞构成。窦腔中可见胞体较大、具有突起的星形细胞，即为肝巨噬细胞，又称库普弗细胞（Kupffer cell）。肝血窦与肝细胞间的狭小间隙为窦周隙（perisinusoidal space），隐约可见。人肝中肝索排列紧密且肝血窦腔较小，因此血窦腔、血窦内皮细胞、窦周隙、肝巨噬细胞等结构不甚清晰。

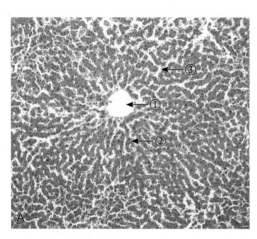
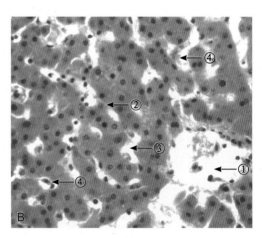

图 13-2　肝小叶（A. 低倍，B. 高倍）

① 中央静脉（central vein）　② 肝索（hepatic cord）
③ 肝血窦（hepatic sinusoid）　④ 库普弗细胞（Kupffer cell）

● 知识扩展
正常人肝和肝硬化组织切片对比

　　2. 门管区　在相邻肝小叶间结缔组织较多的地方，分布有 3 种管道，即门管区。分别观察辨别这 3 种管道（图 13-3A）。

　　（1）小叶间胆管：管径较小，管壁由单层立方或单层柱状上皮组成，细胞核圆，着色较深。小叶间胆管由肝小叶边缘处细小的赫林管汇集而成。

　　（2）小叶间动脉：管腔小而圆，壁较厚，由内皮和几层环行平滑肌围成。

　　（3）小叶间静脉：管腔大而不规则，壁很薄。管腔内常见血细胞。

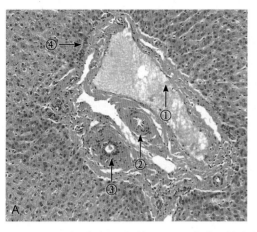
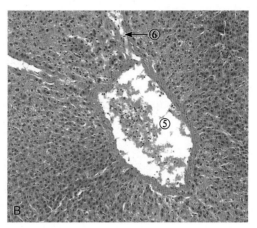

图 13-3 肝间质（A. 门管区，B. 小叶下静脉）

① 小叶间静脉（interlobular vein） ② 小叶间动脉（interlobular artery）

③ 小叶间胆管（interlobular bile duct） ④ 赫林管（Herring canal）

⑤ 小叶下静脉（sublobular vein） ⑥ 中央静脉（central vein）

3. 小叶下静脉 在肝小叶之间有时可见单独走行的小静脉，由若干中央静脉汇合形成，其直径较中央静脉大，管壁也较厚，由内皮和少量结缔组织构成（图 13-3B）。

（二）胰腺（pancreas）

肉眼观察 标本外形不规则，表面被膜染色浅，实质染色深，被分为多个大小不等的小叶。

低倍观察 一面可见胰腺表面的薄层结缔组织被膜。实质被结缔组织分割成多个小叶。小叶内分为染色较深的外分泌部和染色较浅的内分泌部（图 13-4）。

1. 外分泌部 包括腺泡和各种导管。

（1）腺泡（acinus）：小叶内大部分是外分泌部的腺泡，染成深红色。

（2）导管（duct）：导管数量多，管腔大小不等，管壁厚薄不一。

2. 内分泌部 即胰岛（pancreatic islet），为染色浅淡、大小不等的细胞团，周围

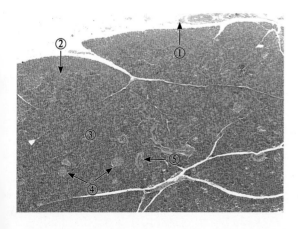

图 13-4 胰腺（低倍）

① 被膜（capsule）

② 小叶（lobule）

③ 外分泌部（exocrine portion）

④ 内分泌部（胰岛）（endocrine portion or pancreatic islet）

⑤ 小叶内导管（intralobular duct）

包有少量的结缔组织，散在于外分泌部的腺泡之间。

高倍观察 重点观察外分泌部的腺泡和各级导管（图13-5）。

1. **腺泡** 属浆液性腺泡。细胞顶部含有嗜酸性的酶原颗粒，染成红色；细胞基底部嗜碱性，染成紫蓝色。核圆形，位于细胞的基底部。腺腔小，含有泡心细胞（centroacinar cell），细胞扁平或立方形，体积小，染色淡，核小，呈圆形。

2. **导管** 小叶内的腺泡之间有闰管和小叶内导管，小叶之间的结缔组织中有小叶间导管。闰管逐步汇集形成小叶内导管，再汇集形成小叶间导管，最后汇合形成主导管。分别观察以下各种导管。

（1）闰管（intercalated duct）：位于腺泡之间，由单层扁平上皮或矮的立方上皮构成，染色淡。闰管数量很多，可见各种断面，横断面管腔小，纵断面可见连续的单层扁平形细胞构成的管壁。

（2）小叶内导管（intralobular duct）：位于小叶内，管壁由单层立方上皮构成，管腔比闰管的大。

（3）小叶间导管（interlobular duct）：位于小叶间结缔组织内，管壁由单层柱状上皮构成，管腔大。

3. **胰岛** 细胞排列成团、索状，细胞间有毛细血管。周围有少量结缔组织包绕。组成胰岛的各种细胞在HE染色标本中不易区分。

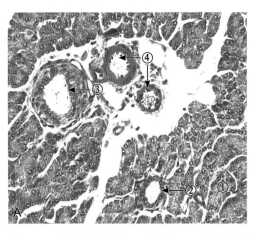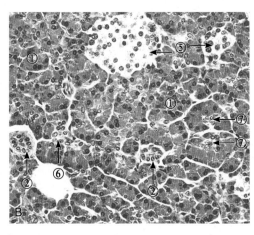

图13-5 胰腺（高倍，A. 导管，B. 腺泡和胰岛）

① 浆液性腺泡（serous acinus） ② 小叶内导管（intralobular duct）
③ 小叶间导管（interlobular duct） ④ 血管（blood vessel） ⑤ 胰岛（pancreatic islet）
⑥ 闰管（intercalated duct） ⑦ 泡心细胞（centroacinar cells）

二、示教 Demonstration

胆小管（bile canaliculus）

　　高倍观察　胆小管染成棕褐色细线状，随着肝索呈放射状走行，有分支吻合，形成网格状（图 13-6）。

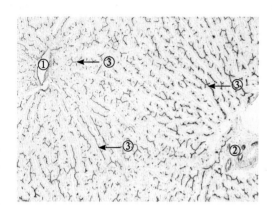

图 13-6　胆小管，ATP 酶染色（高倍）

① 中央静脉（central vein）

② 门管区（portal area）

③ 胆小管（bile canaliculus）

（叶晓霞）

数字课程学习 ……

✐ 习题

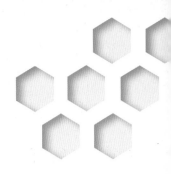

14 第14章

呼吸系统 Respiratory System

目的和要求

学生能够准确辨认并描述气管和肺的组织结构；通过阐释气管和肺的结构与功能之间的联系，分析呼吸系统疾病的组织学基础，建构结构异常与疾病的关系，发展呼吸系统相关的医疗健康素养。

一、标本观察 Specimen observation

（一）气管（trachea）

肉眼观察 可见一管腔断面，管壁中间一条紫蓝色 C 形的结构为透明软骨。

低倍观察 管壁由内向外可见三层结构：黏膜（上皮和固有层）、黏膜下层和外膜。黏膜固有层与黏膜下层无明显界线（图 14-1A）。

高倍观察

1. **黏膜** 包括上皮和固有层。上皮衬在管腔内表面，为假复层纤毛柱状上皮，含纤毛细胞、杯状细胞等，上皮游离面可见明显的纤毛，基底部可见基膜。固有层位于上皮下方，为细密结缔组织，内有弥散的淋巴组织、腺导管及小血管等（图 14-1B）。

2. **黏膜下层** 与固有层结缔组织相延续，为疏松结缔组织，内含混合性腺（气管

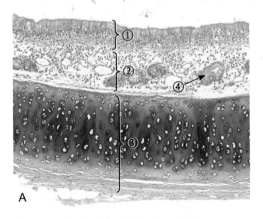
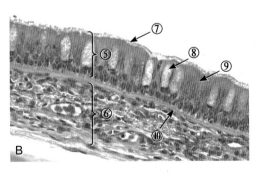

图 14-1 气管（A. 低倍，B. 高倍）

① 黏膜（mucosa）　② 黏膜下层（submucosa）　③ 外膜（adventitia）　④ 气管腺（tracheal gland）
⑤ 假复层纤毛柱状上皮（pseudostratified ciliated columnar epithelium）　⑥ 黏膜固有层（lamina propria）
⑦ 纤毛（cilia）　⑧ 杯状细胞（goblet cell）　⑨ 纤毛细胞（ciliated cell）　⑩ 基膜（basement membrane）

腺）及血管等。

　　3. 外膜　最厚，位于气管壁的最外面，由 C 形透明软骨环及其周围的结缔组织构成，在软骨环缺口处有平滑肌束。

（二）肺（lung）

　　肉眼观察　肺结构呈海绵状，内有大小不等的腔隙。

　　低倍观察　肺表面有薄层结缔组织被膜，实质内可见大量囊泡状的肺泡和位于肺泡之间的导气部、呼吸部及肺血管断面。

　　高倍观察

　　1. 肺导气部

　　（1）小支气管（small bronchus）：管腔较大，壁较厚，上皮为假复层纤毛柱状上皮，固有层较薄，有少量平滑肌束；黏膜下层和外膜分界不清，主体成分为疏松结缔组织，其内可见较多软骨片和不发达的混合性腺（气管腺，图 14-2A）。

　　（2）细支气管（bronchiole）：腔较小、壁较薄，上皮由假复层纤毛柱状上皮渐变为单层纤毛柱状上皮，上皮内杯状细胞减少。上皮下固有层平滑肌增多，黏膜下层腺体和外膜软骨片逐渐减少、消失（图 14-2B）。

　　（3）终末细支气管（terminal bronchiole）：上皮为单层柱状上皮，平滑肌增多呈完整环形。上皮内杯状细胞、黏膜下层腺体、外膜软骨片完全消失（图 14-2C）。

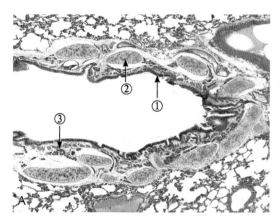

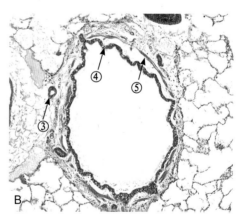

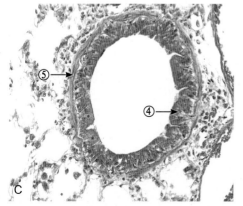

图 14-2　肺导气部（A. 小支气管，B. 细支气管，C. 终末细支气管）

① 假复层纤毛柱状上皮（pseudostratified ciliated columnar epithelium）

② 软骨片（a piece of hyaline cartilage）

③ 气管腺（tracheal gland）

④ 单层柱状上皮（simple columnar epithelium）

⑤ 平滑肌（smooth muscle）

2. 肺呼吸部

（1）呼吸性细支气管（respiratory bronchiole）：管壁与终末细支气管相似，但有少量肺泡开口，管壁上皮为单层立方上皮。

⊜ 知识扩展
正常肺组织和肺小细胞癌组织

（2）肺泡管（alveolar duct）：管壁上有大量肺泡开口，仅肺泡之间残存少量管壁结构，呈结节状膨大，由一小束平滑肌及被覆在其表面的单层立方上皮或单层扁平上皮构成（图 14–3A）。

（3）肺泡囊（alveolar sac）：为肺泡管的末端，是几个肺泡的共同开口处。

（4）肺泡（pulmonary alveolus）：是多面形的囊泡，相邻肺泡上皮间为薄层的肺泡隔结构，富含毛细血管（图 14–3B）。

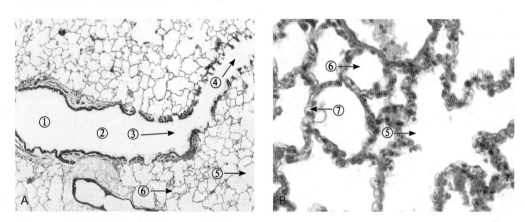

图 14–3 肺呼吸部（A. 低倍，B. 高倍）

①细支气管（bronchiole） ②终末细支气管（terminal bronchiole） ③呼吸性细支气管（respiratory bronchiole）
④肺泡管（alveolar duct） ⑤肺泡囊（alveolar sac） ⑥肺泡（pulmonary alveolus） ⑦毛细血管（capillary）

二、示教 Demonstration

（一）肺弹性纤维（elastic fiber）

高倍观察 肺泡隔内有染成蓝紫色、呈细丝状的弹性纤维，在导气部管壁固有层亦可见（图 14–4）。

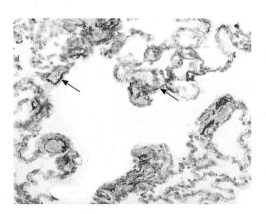

图 14–4 肺（醛复红染色）

↑示弹性纤维（elastic fiber）

（二）肺巨噬细胞（pulmonary macrophage）

高倍观察　在肺泡腔或肺泡隔内可见胞体较大、呈圆形或不规则形、细胞质内含黑色颗粒的细胞，为吞噬尘粒的巨噬细胞，又称尘细胞（图 14-5）。

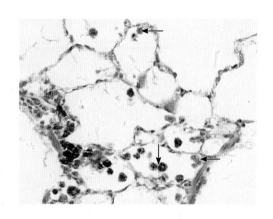

图 14-5　肺（高倍）

↑示肺巨噬细胞（pulmonary macrophage）

（吴民华）

数字课程学习……

✏ 习题

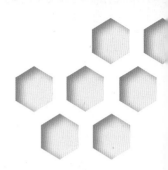

15 第 15 章

泌尿系统 Urinary System

目的和要求

学生能够准确辨认肾和膀胱的组织结构，正确描述肾小体、肾小管、集合管和球旁复合体的光镜结构；通过阐释肾各种结构在尿形成中的作用，分析肾疾病的组织学基础，建构结构异常与疾病的关系，发展泌尿系统相关的医疗健康素养。

一、标本观察 Specimen observation

（一）肾（kidney）

肉眼观察 标本呈扇形，周围染色较深的部位为皮质，其内可见呈圆点状散在分布的肾小体，深部染色略浅为髓质（肾锥体）。

低倍观察 皮质染色较深，髓质染色较浅，皮质与髓质交界处有弓形血管（图15-1A、B）。

1. **被膜** 包在肾表面，为薄层致密结缔组织。

2. **皮质** 位于被膜下方，为深染部位。

（1）皮质迷路（cortical labyrinth）：主要由肾小体及分布在其周围的近端小管曲部（近曲小管）和远端小管曲部（远曲小管）组成。近端小管曲部细胞质嗜酸性强，染色深，管腔较窄，腔面不光滑，细胞界线不清；远端小管曲部细胞质嗜酸性弱，着色浅，腔面相对大而光滑（图15-1B）。

（2）髓放线（medullary ray）：位于皮质迷路之间，为一些平行排列的纵切或斜切的直行小管。由集合管、近端小管直部和远端小管直部组成。髓放线向髓质延伸（图15-1B）。

3. **髓质** 位于皮质深部，无肾小体，可见大量不同断面、密集平行排列的小管。主要由集合管、近端小管直部和远端小管直部及细段组成。

高倍观察

1. **肾小体（renal corpuscle）** 位于皮质迷路内，由血管球（glomerulus）及肾小囊（renal capsule）组成（图15-1C）。有的肾小体可见微动脉出入的切面，此处为血管极；有的可见肾小囊与近端小管相通，此处为尿极。

（1）肾小囊壁层：单层扁平上皮，包绕在血管球外，与血管球之间为肾小囊腔。

（2）血管球：呈现为大量毛细血管的切面，可含血细胞。毛细血管外有球内系膜细

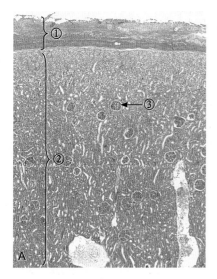
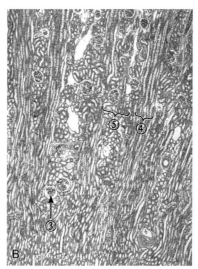

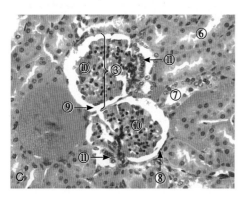

图 15-1 肾皮质 (A ~ B. 低倍，C. 高倍)

① 被膜（capsule）
② 肾皮质（renal cortex）
③ 肾小体（renal corpuscle）
④ 髓放线（medullary ray）
⑤ 皮质迷路（cortical labyrinth）
⑥ 近端小管曲部（proximal convoluted tubule）
⑦ 远端小管曲部（distal convoluted tubule）
⑧ 肾小囊壁层（parietal layer of renal capsule）
⑨ 肾小囊腔（capsular space）
⑩ 血管球（glomerulus）
⑪ 致密斑（macula densa）

胞和足细胞（podocyte）。内皮细胞、足细胞和球内系膜细胞三者不易分辨。球内系膜细胞位于毛细血管之间，核小而圆，着色最深；足细胞突向肾小囊腔，核较大，着色浅。

2. **近端小管曲部** 位于皮质迷路内，切面很多，管壁厚，管腔小而不规则。上皮细胞为单层立方形或锥体形，细胞较大，分界不清；核圆，位于近基底部；细胞质嗜酸性强，染成深红色，游离面有刷状缘，导致管腔内表面不规则（图 15-1C）。

3. **远端小管曲部** 位于皮质迷路内，与近端小管曲部相比，切面较少，管腔相对较大、管壁较薄且规则。上皮细胞为单层立方形，细胞较小，细胞界线较清楚；核圆形、居中；细胞质嗜酸性较弱，呈浅红色，游离面无刷状缘（图 15-1C）。

4. **致密斑（macula densa）** 在肾小体血管极附近，远端小管靠血管极一侧管壁的上皮细胞变窄变高，细胞呈柱状，排列紧密，细胞核密集，为致密斑（图 15-1C）。

5. **近端小管直部和远端小管直部** 可在髓放线和髓质的近皮质处找到，它们的结构分别与相应的曲部结构相似（图 15-2A）。

6. **细段** 在皮质与髓质交界处的髓质内，或在近肾乳头部位易于找到。细段管腔小，管壁为单层扁平上皮。注意它与毛细血管的区别：内皮比毛细血管稍厚，管腔内无红细胞（图 15-2A、B）。

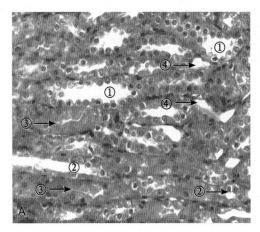
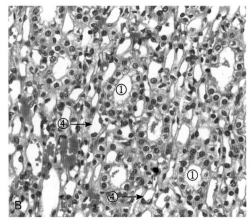

图 15-2 肾髓质（高倍，A. 髓质浅部，B. 髓质深部）

① 集合管（collecting duct） ② 远端小管直部（distal straight tubule）
③ 近端小管直部（proximal straight tubule） ④ 细段（thin segment）

7. 集合管（collecting duct） 位于髓放线内或髓质内，管径较大，管壁由一层立方形或高柱状上皮细胞构成，细胞质染色浅，细胞界线清楚（图 15-2A、B）。

（二）膀胱（urinary bladder）

肉眼观察 标本为收缩状态的膀胱壁，切片呈条索状。着色深侧为腔面，腔面凹凸不平。部分标本同时可观察到扩张状态的膀胱壁。

低倍观察 管壁分层明显，可分黏膜、肌层及外膜。黏膜由变移上皮和固有层组成，常向腔面突出形成许多皱襞。肌层较厚，大致由内纵、中环和外纵行三层平滑肌组成。外膜一般为纤维膜，若取材于膀胱顶部，则为浆膜（图 15-3A）。

高倍观察 变移上皮有数层细胞，表层盖细胞较大，呈矩形，偶见双核（图 15-3B）。

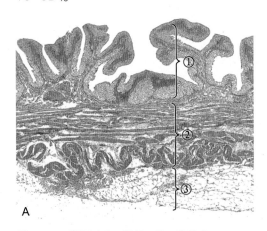
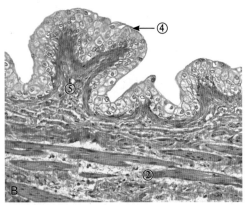

图 15-3 膀胱（A. 低倍，B. 高倍）

① 黏膜（mucosa） ② 肌层（muscularis） ③ 外膜（adventitia）
④ 变移上皮（transitional epithelium） ⑤ 固有层（lamina propria）

二、示教 Demonstration

（一）肾血管

　　低倍观察　肾皮质与髓质交界处有较大的弓形动脉。由弓形动脉向皮质分出许多分支，呈放射状伸向皮质表面，为小叶间动脉，由其沿途向两侧发出许多入球微动脉，分别进入肾小体，形成血管球，然后汇合成出球微动脉（图 15-4）。

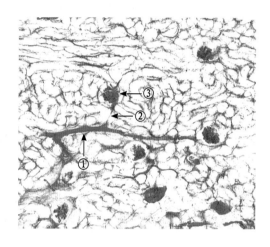

图 15-4　肾皮质血管（肾动脉卡红明胶灌注）
① 小叶间动脉（interlobular artery）
② 入球微动脉（afferent arteriole）
③ 血管球（glomerulus）

（二）球旁细胞

　　高倍观察　位于入球微动脉靠近血管极处，细胞体积大，核圆，细胞质着色浅（图 15-5）。

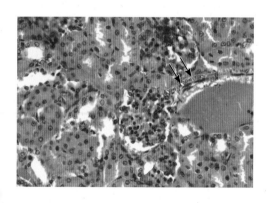

图 15-5　肾皮质（高倍）
↑ 示球旁细胞（juxtaglomerular cell）

（吴民华）

数字课程学习 ......

✐ 习题

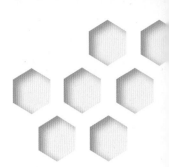

16 第 16 章

皮肤 Skin

目的和要求

学生能够准确辨认并描述不同类型皮肤的层次、基本组织、主要细胞、附属器等结构，结合皮肤结构与各种功能的联系，分析皮肤病的组织学基础，建构结构异常与疾病的关系，发展皮肤相关的医疗健康素养。

一、标本观察 Specimen observation

（一）手指皮肤（skin of the finger）

肉眼观察　呈半圆形，一侧染色深的为表皮（epidermis），深层染色浅的为真皮（dermis）及其下方的皮下组织。

低倍观察

1. **表皮**　分布于浅层，为角化的复层扁平上皮。浅层强嗜酸性染色结构为角质层，深层为表皮其他各层。可见从基底层到表层，细胞大小不等，形态不一，染色深浅不一。

2. **真皮**　位于表皮深层，由结缔组织组成，呈粉红色，与表皮交界处起伏不平。真皮向表皮突出形成乳头状突起，称真皮乳头，即乳头层，由薄层结缔组织构成；乳头层深部为网织层，较厚，为致密结缔组织，内含较大血管、神经束、汗腺和环层小体（图 16-1A）。

高倍观察

1. **表皮**

（1）基底层（stratum basale）：为邻接真皮的一层立方状或矮柱状细胞，细胞排列整齐，细胞质少，嗜碱性，核呈卵圆形，有些部位的基底细胞内可见黑色素颗粒。

（2）棘层（stratum spinosum）：位于基底层上方，一般为 4~10 层细胞。细胞较大、呈多边形，细胞质丰富、弱嗜碱性，核呈圆形或卵圆形。

（3）颗粒层（stratum granulosum）：位于棘层上方，一般为 3~5 层细胞，呈梭形，细胞质内充满强嗜碱性的透明角质颗粒（keratohyalin granule），核染色浅或退化消失。

（4）透明层（stratum lucidum）：在颗粒层的上方，由 2~3 层扁平细胞组成。细胞界线不清、核消失，呈一层均质状粉红色窄带，折光性强。

（5）角质层（stratum corneum）：最浅层，由数十层角化的扁平细胞组成。细胞角化，呈嗜酸性均质状的一层结构。角质层中呈串珠状的小腔隙为汗腺导管（图 16-1B）。

2. 真皮

（1）乳头层（papillary layer）：此处纤维较细，细胞较多。乳头内富含血管，常见椭圆形触觉小体（tactile corpuscle），外有结缔组织被囊，内有与小体长轴垂直的横列的扁平细胞，神经纤维在 HE 染色切片不易观察（图 16-1B）。

（2）网织层（reticular layer）

1）汗腺（sweat gland）：分泌部蟠曲在深部，腺上皮为立方上皮，着色较浅，腺上皮基底面环绕有嗜酸性的扁平细胞，为肌上皮细胞；汗腺导管由 2~3 层立方或低柱状细胞围成，细胞较小，染色较深（图 16-1C）。

2）环层小体（lamellar corpuscle）：分布于网织层深部或者皮下组织中，体积大，呈圆形或椭圆形，由多层同心圆排列的扁平细胞构成（参见图 7-8）。部分标本未能观察到环层小体。

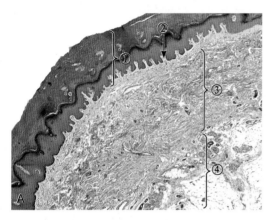
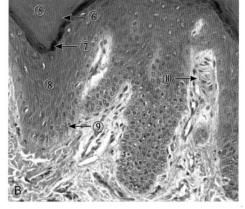
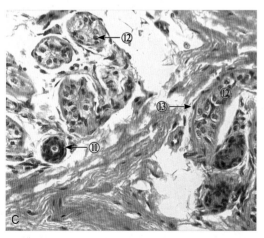

图 16-1　手指皮肤（A. 低倍，B~C. 高倍）

① 表皮（epidermis）
② 真皮乳头层（papillary layer of dermis）
③ 真皮网织层（reticular layer of dermis）
④ 皮下组织（hypodermis）
⑤ 角质层（stratum corneum）
⑥ 透明层（stratum lucidum）
⑦ 颗粒层（stratum granulosum）
⑧ 棘层（stratum spinosum）
⑨ 基底层（stratum basale）
⑩ 触觉小体（tactile corpuscle）
⑪ 汗腺导管（sweat gland duct）
⑫ 汗腺分泌部（the secretory part of sweat gland）
⑬ 肌上皮细胞（myoepithelial cell）

（二）头部皮肤（skin of the head）

肉眼观察 切面为长条形结构。染色深的一侧为表皮，染色浅的为真皮及皮下组织，伸出表皮的棕褐色杆状结构为毛发。

低倍观察 其组织结构与手指皮肤相似，但表皮较薄，真皮内存在毛、皮脂腺、立毛肌等结构（图 16-2A）。

高倍观察

1. **毛囊（hair follicle）** 表皮向真皮伸入包在毛根外形成的鞘状结构为毛囊，毛囊和毛根的下端膨大，称毛球（hair bulb），其上皮为嗜碱性的毛母质；毛球底部凹陷称毛乳头（hair papilla），内含结缔组织、毛细血管及神经。毛囊由内向外分为上皮性根鞘和结缔组织性根鞘。上皮性根鞘为复层扁平上皮，与表皮相延续；结缔组织性根鞘为致密结缔组织，包裹在上皮性根鞘外，与周围结缔组织相延续。切片内多见毛囊不同部位的横切面，个别毛囊内可见残存的毛根（图 16-2B）。

2. **立毛肌（arrector pili muscle）** 为一束平滑肌，一端附着于毛囊，另一端止于真皮，位于毛囊与表皮交界的钝角侧（图 16-2B）。

3. **皮脂腺（sebaceous gland）** 附于毛囊的一侧，腺的导管短，由复层扁平上皮围成，多开口于毛囊的上部。分泌部呈泡状，腺泡周边细胞较小，染色较深；腺泡中心的细胞较大，呈多边形，染色浅，细胞质内含大量脂滴，核固缩。靠近导管部的腺泡细胞核渐趋退化消失，细胞渐趋增大并解体（图 16-2B）。

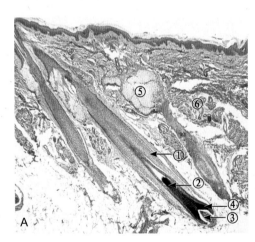
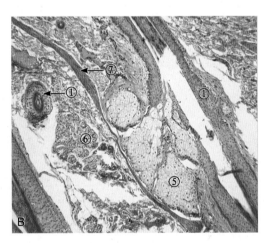

图 16-2 头部皮肤（A. 低倍，B. 高倍）

① 毛囊（hair follicle） ② 毛根（hair root） ③ 毛乳头（hair papilla） ④ 毛母质（hair matrix）
⑤ 皮脂腺（sebaceous gland） ⑥ 汗腺（sweat gland） ⑦ 立毛肌（arrector pili muscle）

二、示教 Demonstration

黑素细胞（melanocyte）

　　高倍观察　黑素细胞散在分布于表皮基底层内，数量较少，胞体较大，细胞质着色深，可见较多着色深的细长树枝状的突起，伸入基底层和棘层之间（图 16-3）。

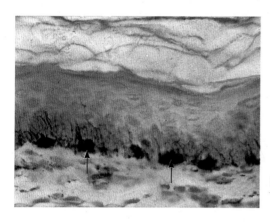

图 16-3　皮肤，多巴氧化酶组织化学染色（高倍）

↑ 示黑素细胞（melanocyte）

（罗英梅）

数字课程学习......

✐ 习题

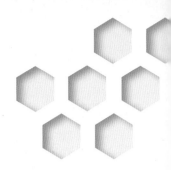

17 第17章

眼和耳 Eye and Ear

目的和要求

学生能够正确辨认和描述眼球壁、晶状体、内耳螺旋器的结构；联系视觉和听觉的形成，分析眼和耳疾病的组织学基础，建构结构异常与疾病的关系，发展眼和耳相关的医疗健康素养。

一、标本观察 Specimen observation

（一）眼球（eyeball）

肉眼观察 分辨眼球前部及眼球后部。

低倍观察 眼球壁结构由外向内依次分为纤维膜、血管膜和视网膜，内有椭圆形的晶状体。

高倍观察

1. 角膜（cornea） 位于眼球前部，由前向后依次分为5层结构（图17-1）。

（1）角膜上皮：又称前上皮，为复层扁平上皮，基部平整，表层不角化。角膜边缘的上皮与球结膜上皮相延续。

（2）前界层：为一层均匀、较薄的膜，着色较淡。

（3）角膜基质：又称固有层，甚厚，由大量与表面平行排列的胶原板层（由胶原原纤维构成）和细长扁平的成纤维细胞（角膜细胞）组成。固有层内无血管。

（4）后界层：为一层均匀透明的膜，较前界层薄。

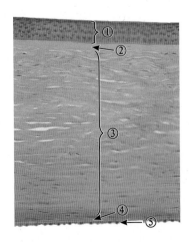

图 17-1　角膜
① 角膜上皮（corneal epithelium）
② 前界层（anterior limiting lamina）
③ 角膜基质（corneal stroma）
④ 后界层（posterior limiting lamina）
⑤ 角膜内皮（corneal endothelium）

（5）角膜内皮：又称后上皮，为单层扁平上皮。

2. **巩膜（sclera）** 前段与角膜相移行至眼球壁外层，为致密结缔组织，内含血管。巩膜前部有球结膜覆盖。巩膜与角膜的移行处称角膜缘，其内侧有一窄长的不规则腔隙，为巩膜静脉窦，腔面衬有内皮。巩膜静脉窦内侧为色浅的筛网状结构，称小梁网（图 17-2）。

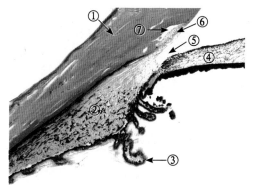

图 17-2 眼球前部
① 角膜缘（corneal limbus）
② 睫状体（ciliary body）
③ 睫状突（ciliary process）
④ 虹膜（iris）
⑤ 前房角（angle of the anterior chamber）
⑥ 小梁网（trabecular meshwork）
⑦ 巩膜静脉窦（scleral venous sinus）

3. **虹膜（iris）** 呈深褐色细带状，位于角膜后方、晶状体前面。两侧虹膜之间的空隙处即瞳孔。虹膜由虹膜基质和虹膜上皮两部分组成。基质由富含血管及色素细胞的疏松结缔组织构成，其前表面有较多的成纤维细胞和色素细胞，形成前缘层。虹膜的后面衬着虹膜上皮，由大量色素细胞组成，在内层色素细胞的表面有一条红色的线状结构，即瞳孔开大肌；在近瞳孔缘的附近，可见横断的平滑肌，即瞳孔括约肌（图 17-3）。

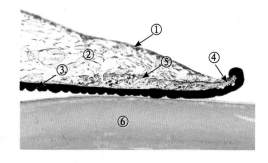

图 17-3 虹膜
① 前缘层（anterior border layer）
② 虹膜基质（iris stroma）
③ 虹膜上皮（iris epithelium）
④ 瞳孔括约肌（sphincter pupillae muscle）
⑤ 瞳孔开大肌（dilator pupillae muscle）
⑥ 晶状体（lens）

4. **睫状体（ciliary body）** 位于虹膜的后外方，在切面中呈三角形。睫状体前内侧有许多突起，称睫状突。睫状体内含有大量密集的平滑肌，即睫状肌，肌纤维可有 3 种排列方向。睫状体内散布有基质，基质为富含血管和黑素细胞的结缔组织。睫状体内侧面衬有睫状体上皮，由两层细胞组成，外层为立方形的色素上皮细胞，内有粗大的色素颗粒；内层为立方形或矮柱状的非色素上皮细胞（图 17-2）。

5. **脉络膜（choroid）** 位于眼球后部，其前缘与睫状体延续，紧贴巩膜内面，是一厚层富含色素细胞及血管的疏松结缔组织（图 17-4A）。

6. **视网膜（retina）** 位于脉络膜的内面，是由多层细胞组成的膜。与睫状体上皮相移行的部位称锯齿缘。视网膜由外向内可观察到 4 层细胞（图 17-4），依次为：

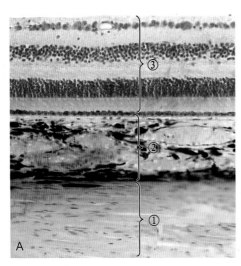
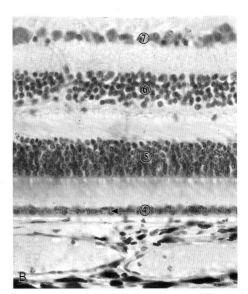

图 17-4　眼球后部（A. 低倍，B. 高倍）

① 巩膜（sclera）　② 脉络膜（choroid）　③ 视网膜（retina）　④ 色素上皮层（pigment epithelial layer）
⑤ 视细胞层（visual cell layer）　⑥ 双极细胞层（bipolar cell layer）　⑦ 节细胞层（ganglion cell layer）

（1）色素上皮层：紧邻脉络膜，为单层立方上皮，细胞内富含色素颗粒。

（2）视细胞层：此层细胞核最多，均为圆形，由视杆细胞和视锥细胞的核密集排列而成。

（3）双极细胞层：较视细胞层薄，由多种神经细胞胞体排列而成，其中以双极神经元为主。各类细胞核在此染色片中不易区分。

（4）节细胞层：由一些胞体较大、散在的节细胞组成。

7. 晶状体（lens）　为虹膜后方嗜酸性的椭圆形结构，外包晶状体囊（图 17-3）。囊内由晶状体上皮（位于晶状体前方，呈立方形）和嗜酸性的晶状体纤维构成。

8. 视神经　于眼球后部穿出，为有髓神经纤维束，内可见血管。

（二）内耳（inner ear）

肉眼观察　标本见由骨质围成的不规则腔，骨质腔内可见一个呈"塔"形的结构，即耳蜗（cochlea）。

低倍观察　重点观察耳蜗（包括膜蜗管）的结构，其纵切面呈塔形（图 17-5A）。

1. 蜗轴　通过耳蜗的骨性蜗轴的纵切面，蜗轴两侧各有 3~4 个骨蜗管的横断面。蜗轴由淡红色的松质骨组成，位于耳蜗中央，蜗轴内有耳蜗神经穿行。两侧可见成团的大细胞，即螺旋神经节的神经元胞体。

2. 骨蜗管　在蜗轴两侧，呈圆形，选其中一个完整的断面观察。外侧壁骨膜增厚成螺旋韧带，向内形成膜螺旋板（又称基底膜）与骨螺旋板相连。骨螺旋板向外上方斜行的一层薄膜为前庭膜。骨蜗管被前庭膜和骨螺旋板及基底膜分成三部分，中间为膜蜗管，前庭膜上方为前庭阶，骨螺旋板和基底膜的下方为鼓室阶。

3. 膜蜗管（membranous cochlear duct）　断面呈三角形。上壁很薄，称前庭膜；外侧

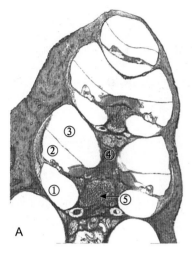
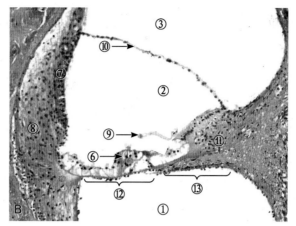

图 17-5　耳蜗（A. 低倍，B. 高倍：膜蜗管）

① 鼓室阶（scala tympani）　② 膜蜗管（membranous cochlear duct）　③ 前庭阶（scala vestibuli）
④ 蜗轴（modiolus）　⑤ 螺旋神经节（spiral ganglion）　⑥ 螺旋器（spiral organ）
⑦ 血管纹（stria vascularis）　⑧ 螺旋韧带（spiral ligament）　⑨ 盖膜（tectorial membrane）
⑩ 前庭膜（vestibular membrane）　⑪ 螺旋缘（spiral limbus）　⑫ 基底膜（basilar membrane）
⑬ 骨螺旋板（osseous spiral lamina）

壁在螺旋韧带内侧面衬有复层柱状上皮；下壁由内侧的骨螺旋板与外侧的基底膜共同构成。

　　高倍观察　重点观察膜蜗管和螺旋器的结构（图 17-5B）。

　　膜蜗管上壁的前庭膜两面均覆盖有一层扁平上皮，其间有少量结缔组织。外侧壁螺旋韧带内表面的复层柱状上皮含毛细血管，称血管纹。下壁外侧部分的基底膜上皮特化形成听觉感受器——螺旋器。内侧部分骨螺旋板的骨膜增厚突入膜蜗管，称螺旋缘，并向膜蜗管形成一片粉红色的均质状膜，即盖膜。

　　螺旋器（spiral organ）　主要由毛细胞和支持细胞组成。支持细胞主要有柱细胞和指细胞。柱细胞呈高柱状，内、外各 1 行，细胞基底部较宽，并列于基膜上，核位于基部，两细胞体中部细窄并围成一个三角形的内隧道，细胞顶部彼此嵌合。内、外指细胞也呈柱状，分列于柱细胞两侧，内指细胞 1 行，外指细胞 3～4 行，每行指细胞上面托着 1 行毛细胞。毛细胞胞质染色较深，顶部有静纤毛。

二、示教 Demonstration

（一）视神经乳头

　　高倍观察　为视神经穿出眼球的部分，此处无视细胞，有较多血管（图 17-6A）。

（二）黄斑

　　高倍观察　黄斑处视网膜最薄，其中央有一小凹为中央凹。此处视网膜无双极细胞及节细胞层，视细胞层只有视锥细胞（图 17-6B）。

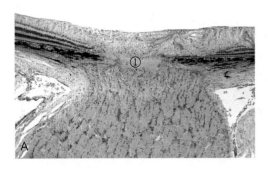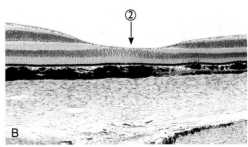

图 17-6　眼球后部特殊结构（A. 视神经乳头，B. 黄斑）

① 视神经乳头（papilla of optic nerve）　② 黄斑（macula lutea）

（三）位觉斑

高倍观察　包括椭圆囊斑和球囊斑，上皮由支持细胞和毛细胞组成，上皮表面有位砂膜及晶体颗粒（位砂）（图 17-7A）。

（四）壶腹嵴

高倍观察　位于内耳半规管壶腹的一侧，为部分黏膜呈鞍状凸向腔内形成的隆起。其上皮也由支持细胞和毛细胞组成（图 17-7B）。

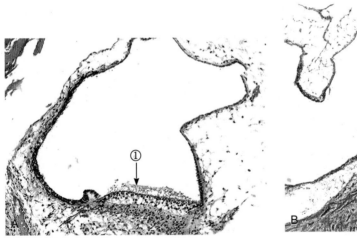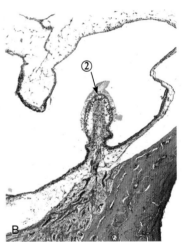

图 17-7　膜迷路（A. 膜前庭，B. 膜半规管）

① 位觉斑（macula acoustica）　② 壶腹嵴（crista ampullaris）

（罗英梅）

数字课程学习 ……

✏ 习题

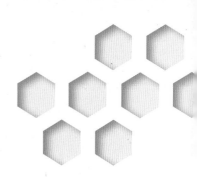

18 第 18 章

男性生殖系统 Male Reproductive System

目的和要求

学生能够正确辨认并描述睾丸的组织结构；联系精子发生、血－睾屏障的组成和作用、雄激素的功能，分析睾丸相关疾病的组织学基础，建构结构异常与疾病的关系，在生物－心理－社会医学模式基础上，发展男性生殖系统相关的医疗健康素养。

一、标本观察 Specimen observation

（一）睾丸（testis）

肉眼观察　标本一侧呈半圆形，染色深的部分为睾丸；另一侧呈椭圆形，染色浅的部分为附睾。部分标本没有附睾结构，呈半圆形，染色深。

低倍观察

1. 睾丸的被膜　由外向内可见鞘膜和白膜。鞘膜由单层扁平上皮和少量结缔组织组成。白膜很厚，由致密结缔组织构成，表面被有鞘膜脏层。白膜下可见大量生精小管断面。部分标本可见鞘膜腔。

白膜在睾丸与附睾相邻处增厚为睾丸纵隔（mediastinum testis），其内有不规则的腔隙，为睾丸网。纵隔的结缔组织呈放射状伸入睾丸实质，称小叶间隔，将睾丸实质分成许多锥形小叶。部分标本没有切到睾丸纵隔。

2. 睾丸的实质　睾丸实质中可见大量不同断面的管道，管径较粗，由生精上皮（spermatogenic epithelium）构成，为生精小管。生精小管之间为疏松结缔组织，即睾丸间质（图18-1A）。

高倍观察

1. 生精小管（seminiferous tubule）　基底部为一层粉红色的基膜，紧贴基膜外的梭形细胞为肌样细胞。基膜以内为生精上皮，含多层生精细胞与支持细胞（图18-1B）。

（1）生精细胞（spermatogenic cell）：从外向内依次观察：

1）精原细胞（spermatogonium）：位于基膜上，细胞呈圆形，胞体较小；核圆，中等大小，染色较深。

2）初级精母细胞（primary spermatocyte）：在精原细胞的内侧，可有2~3层细胞；胞体最大，呈圆形；核大而圆，含或粗或细的染色体。此细胞常呈有丝分裂状态。

3）次级精母细胞（secondary spermatocyte）：在初级精母细胞的内侧，胞体较小，核圆，与精原细胞核大小相仿，但染色略淡。此类细胞切片中不易见到。

4）精子细胞（spermatid）：成群聚集于管腔面，细胞体积小；核小而圆，染色很深。

5）精子（spermatozoon）：成群聚集于管腔面或管腔；精子头部很小，呈梨形，染色极深；精子尾部一般不易看清。

（2）支持细胞（sustentacular cell）：散在于各级生精细胞之间，细胞界线不清；核呈卵圆形或三角形，染色较浅，核仁明显。

2. **睾丸间质细胞（interstitial cell of testis）** 三五成群存在于生精小管间的结缔组织中。细胞圆形或椭圆形，细胞质嗜酸性，有时在细胞质内可见棕黄色的色素颗粒；核大而圆，核仁明显（图18-1B）。

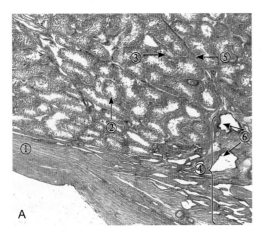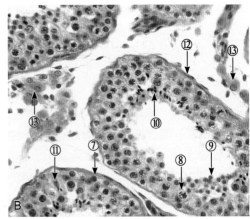

图 18-1　睾丸（A. 低倍，B. 高倍）

① 白膜（tunica albuginea）　② 生精小管（seminiferous tubule）　③ 睾丸间质（interstitial tissue of testis）
④ 睾丸纵隔（mediastinum testis）　⑤ 小叶间隔（interlobular septum）　⑥ 睾丸网（rete testis）
⑦ 精原细胞（spermatogonium）　⑧ 初级精母细胞（primary spermatocyte）　⑨ 精子细胞（spermatid）
⑩ 精子（spermatozoon）　⑪ 支持细胞（sustentacular cell）　⑫ 肌样细胞（myoid cell）
⑬ 睾丸间质细胞（interstitial cell of testis）

（二）附睾（epididymis）

肉眼观察　标本呈椭圆或块状，内含许多细小腔隙断面。

低倍观察　标本内可见两种不同的管道断面。管径较小，腔面起伏不平者为输出小管；管径较大，腔面平整，管壁较厚的是附睾管。小管之间有结缔组织（图18-2A）。

高倍观察

1. **输出小管（efferent duct）** 管壁薄，由单层高柱状纤毛细胞群与低柱状无纤毛细胞群相间排列而成，故腔面呈高低不一的波浪形。高柱状细胞核呈长椭圆形，位于细胞近腔面，细胞质深染，游离面有大量静纤毛。低柱状细胞核靠近基底部。基膜外可见

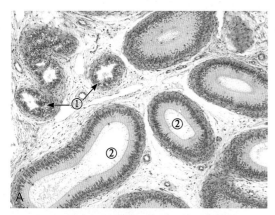

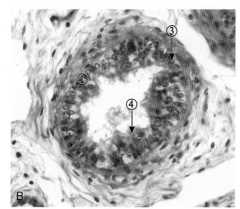

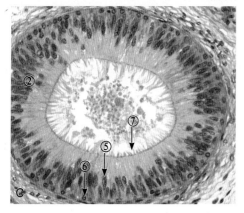

图 18-2　附睾（A. 低倍，B~C. 高倍）

① 输出小管（efferent duct）
② 附睾管（epididymal duct）
③ 低柱状细胞（low columnar cell）
④ 高柱状纤毛细胞（high columnar ciliated cell）
⑤ 主细胞（principal cell）
⑥ 基细胞（basal cell）
⑦ 纤毛（cilia）

薄层环行平滑肌（图 18-2B）。

2. 附睾管（epididymal duct）　管壁较厚，衬以假复层纤毛柱状上皮，由主细胞和基细胞组成。主细胞呈高柱状，核呈椭圆形、色浅、靠近管腔面；细胞的游离面有静纤毛，纤毛呈簇状，排列整齐，故腔面平整。基细胞矮小，呈锥形，位于上皮深层，在标本上只能见到一层排列整齐的小圆形核。上皮外有薄层平滑肌纤维环绕。腔内可见大量精子（图 18-2C）。

（三）前列腺（prostate）

肉眼观察　半椭圆形或长条形，粉红色，有许多不规则形、条索状结构及腔隙。

低倍观察　实质由许多腺泡和导管构成，腺泡上皮突向腺泡腔呈起伏不平状。腺泡形态不规则，多皱褶，上皮为单层立方、单层柱状或假复层柱状；腔内可有粉红色分泌物，即前列腺凝固体，多呈圆形、嗜酸性。导管与腺泡不易区别，一般皱褶较低，管腔较大，上皮为单层立方或柱状（图 18-3A）。

高倍观察　腺体结构有三大特点：① 腺上皮细胞类型较多，可见单层立方、单层柱状或假复层柱状上皮，腺上皮细胞胞质游离端可见染成红色的分泌小滴；② 腺泡腔大、不规则，腔内可见粉红色同心圆结构的前列腺凝固体；③ 腺泡之间的结缔组织较多，内含平滑肌（图 18-3B）。

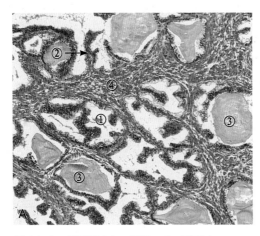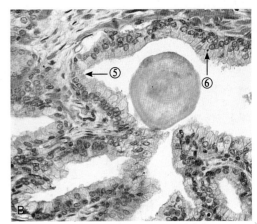

图 18-3　前列腺（A. 低倍，B. 高倍）

① 腺泡（acinus）　② 皱褶（reductus）　③ 前列腺凝固体（prostatic concretion）
④ 间质（interstitium）　⑤ 单层柱状上皮（simple columnar epithelium）
⑥ 假复层柱状上皮（pseudostratified columnar epithelium）

（四）输精管（deferent duct）

肉眼观察　为厚壁、肌性、中空性器官。管腔较小。

低倍观察　可见管壁分层清晰，内层为黏膜，外层为外膜，中层较厚为肌层。黏膜层可见多条纵行皱襞（图 18-4A）。

高倍观察　黏膜表面为较薄的假复层柱状上皮，固有层为结缔组织（图 18-4B）。肌层较厚，由内纵行、中环行和外纵行三层平滑肌构成，切片中可见不同断面的平滑肌纤维。外膜为纤维膜，由结缔组织构成，同时可见有血管和神经等伴行。

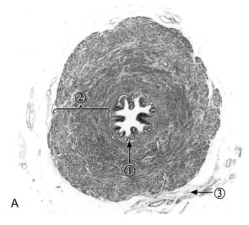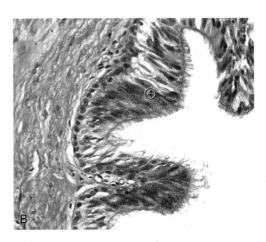

图 18-4　输精管（A. 低倍，B. 高倍）

① 黏膜（mucosa）　② 肌层（muscularis）　③ 外膜（adventitia）
④ 假复层柱状上皮（pseudostratified columnar epithelium）

二、示教 Demonstration

精子（sperm）

　　高倍观察　可见精子散在分布，呈蝌蚪形。头部呈卵圆形或三角形，由核和顶体组成；顶体位于核的前方，染色较浅。尾部细小，各段界线不易区分（图18-5）。

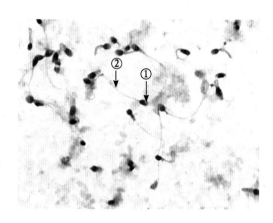

图 18-5　精液涂片，瑞氏染色
① 头部（head）
② 尾部（tail）

（郭洪胜）

数字课程学习······

✐ 习题

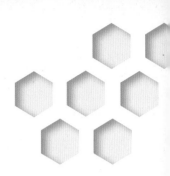

19 第19章

女性生殖系统 Female Reproductive System

目的和要求

学生能够正确辨认并描述卵巢、不同分期子宫壁和乳腺的光镜结构；联系卵巢和子宫内膜的周期性变化及其相互关系，分析女性生殖系统器官相关疾病的组织学基础，建构结构异常与疾病的关系，在生物－心理－社会医学模式基础上，发展女性生殖系统相关的医疗健康素养。

一、标本观察 Specimen observation

（一）卵巢（ovary）

肉眼观察 表面光滑，周边较厚的部分为卵巢皮质，其中可见很多大小不等的圆形空泡，即各级卵泡。中央结构疏松的狭小部分为卵巢髓质。

低倍观察（必要时可结合高倍镜观察） 卵巢表面覆有单层扁平或单层立方上皮，称表面上皮（superficial epithelium），上皮下方为致密结缔组织构成的白膜（tunica albuginea）。卵巢实质结构分为皮质和髓质两部分（图19-1A）。

高倍观察

1. **皮质** 为卵巢的外周部分，含有不同发育阶段的各级卵泡、闭锁卵泡、黄体和卵泡间的结缔组织。

（1）原始卵泡（primordial follicle）：位于皮质浅层，体积小，数量多。卵泡中央有一圆形、体积较大的初级卵母细胞，周围包绕一层扁平的卵泡细胞（图19-1B）。

（2）初级卵泡（primary follicle）：比原始卵泡大，中央的初级卵母细胞体积增大，其周围的卵泡细胞变为单层立方、柱状或呈多层。卵母细胞和卵泡细胞间可见一层染成粉红色均质状的透明带（zona pellucida）。卵泡周围的结缔组织细胞增生，形成一层卵泡膜（follicular theca）（图19-1C）。

（3）次级卵泡（secondary follicle）：初级卵母细胞周围的卵泡细胞层数增至6~12层，细胞间出现一些大小不等的腔隙。典型的次级卵泡有一个较大的卵泡腔，腔内有时可见染成粉红色的卵泡液。初级卵母细胞及其周围的卵泡细胞被挤到卵泡一侧，形成一个凸入卵泡腔的隆起，称卵丘（cumulus oophorus）（图19-1A）。紧贴卵母细胞的一层高柱状的卵泡细胞呈放射状排列，称为放射冠（corona radiata）。卵泡腔周围的卵泡细胞构成卵泡壁，细胞排列密集，呈颗粒状，称为颗粒层。卵泡膜分化为两层，内层含较多的多边形或梭形的膜细胞和血管，称内膜层；外层含较多的纤维、少量的血管和平滑肌，与周围的结缔组织无明显分界，称外膜层（图 19-1D）。

（4）成熟卵泡（mature follicle）：突向卵巢表面，卵泡腔大，颗粒层变薄，标本中很难观察到，不要求辨认。

（5）闭锁卵泡（atretic follicle）：卵泡闭锁发生在卵泡发育的各个时期，故其形态结构变化较大。原始卵泡和较小的初级卵泡闭锁的特征是卵母细胞和卵泡细胞皱缩变形，核染色质固缩成块状，染色深，最后两种细胞都溶解消失。次级卵泡闭锁时，有些卵母细胞发生萎缩，周围的透明带凹陷成不规则的嗜酸性环状物，卵泡腔缩小，卵泡壁塌陷。有些闭锁卵泡卵泡膜的膜细胞不退化，体积增大，形成多边形的上皮细胞，被结缔组织分隔成细胞索，称间质腺（interstitial gland）（图 19-1E）。

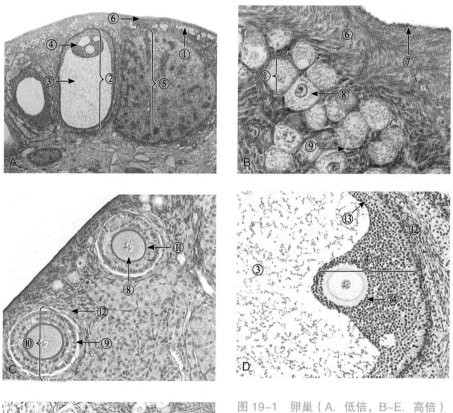

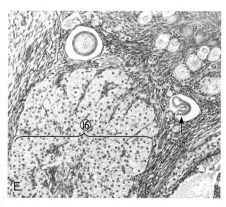

图 19-1　卵巢（A. 低倍，B~E. 高倍）

① 原始卵泡（primordial follicle）　② 次级卵泡（secondary follicle）　③ 卵泡腔（antrum folliculi）④ 卵丘（cumulus oophorus）　⑤ 黄体（corpus luteum）⑥ 白膜（tunica albuginea）　⑦ 表面上皮（superficial epithelium）⑧ 初级卵母细胞（primary oocyte）⑨ 卵泡细胞（follicular cell）　⑩ 初级卵泡（primary follicle）　⑪ 透明带（zona pellucida）　⑫ 卵泡膜（follicular theca）⑬ 颗粒层（granulosa layer）⑭ 放射冠（corona radiata）⑮ 闭锁卵泡（atretic follicle）⑯ 间质腺（interstitial gland）

2. 髓质 由疏松结缔组织构成，富含血管。

（二）子宫（uterus）

1. 子宫壁

⊖ 知识扩展
阴道与子宫颈
交界处

肉眼观察 标本染成紫色的部分是内膜，染成红色的部分是肌层。

低倍观察 子宫壁自内向外可分为内膜、肌层和外膜三层结构。内膜由上皮和固有层构成，固有层内有子宫腺和血管。肌层很厚，由许多平滑肌束和结缔组织构成，肌纤维分层排列，由内向外大致分为3层：黏膜下层、中间层和浆膜下层。黏膜下层和浆膜下层较薄，主要为纵行的平滑肌束。中间层为以环行为主的平滑肌束，其间有较大的血管穿行。子宫外膜在子宫底部和体部为浆膜，由间皮和结缔组织构成，其余部位为纤维膜（图19-2）。

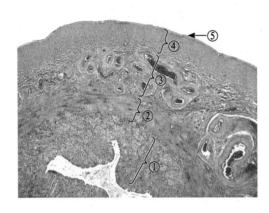

图19-2 子宫（低倍）

① 子宫内膜（endometrium）
② 黏膜下层（submucosa）
③ 中间层（stratum intermedium）
④ 浆膜下层（stratum subserosum）
⑤ 外膜（adventitia）

2. 子宫内膜（endometrium）

（1）增生期子宫内膜（endometrium in proliferative phase）

低倍观察 增生期子宫内膜比较薄，固有层内子宫腺较少，腺体小，腺腔较狭窄，结缔组织细胞较密集，螺旋动脉位于内膜较深部（图19-3A）。

高倍观察 子宫内膜上皮为单层柱状上皮，以分泌细胞为主。固有层结缔组织内含大量梭形的基质细胞。子宫腺上皮为单层柱状，腺细胞胞质着色深，腺腔小，无分泌物（图19-3B）。

（2）分泌期子宫内膜（endometrium in secretory phase）

低倍观察 分泌期子宫内膜比较厚，固有层内的子宫腺数量多，腺体长而弯曲，腺腔扩张（图19-3C）。在内膜浅层，螺旋动脉切面成串排列。

高倍观察 固有层结缔组织内基质细胞体积较大，细胞核呈椭圆形，细胞质染色浅淡。子宫腺上皮细胞胞质着色浅，细胞核下方或上方细胞质内可见空泡，腺腔大，内含分泌物（图19-3D）。

（三）乳腺（mammary gland）

1. 静止期乳腺（resting mammary gland）

低倍观察 可见大量结缔组织和脂肪组织，其中含有少量腺泡和导管。腺泡稀少，

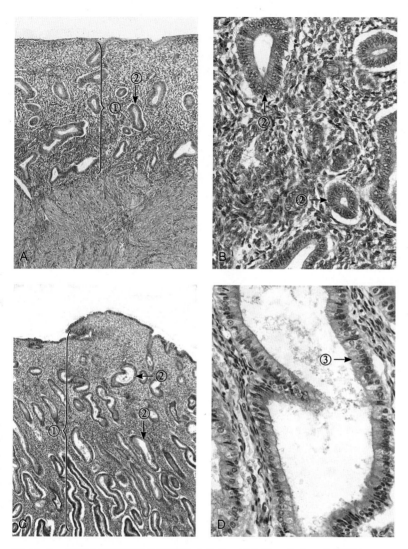

图 19-3　子宫内膜周期性结构变化（A~B. 增生期，C~D. 分泌期）

① 子宫内膜（endometrium）　② 子宫腺（uterine gland）
③ 腺上皮细胞（glandular epithelial cell）

腺泡和导管不易区分（图 19-4A）。

2. 活动期乳腺（secreting mammary gland）

　　低倍观察　小叶间结缔组织和脂肪组织很少，小叶内腺泡很多，腺泡腔内可见染成红色的乳汁。小叶间有较大的导管（图 19-4B）。

　　高倍观察　腺泡上皮为立方形或高柱状上皮，细胞质内含脂滴。腺腔大，其内有粉红色分泌物。小叶间导管为单层柱状或复层柱状上皮。

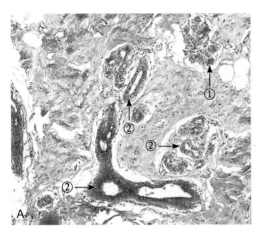
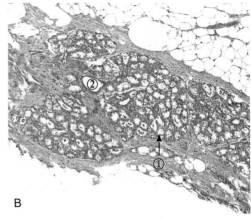

图 19-4　乳腺（低倍，A. 静止期，B. 活动期）

① 腺泡（gland alveolus）　② 导管（duct）

二、示教 Demonstration

（一）黄体（corpus luteum）

低倍观察　黄体位于卵巢皮质，外包结缔组织被膜，与周围组织分界清楚。其内为密集成群、染成浅红色的细胞团，毛细血管丰富（图 19-5A）。

高倍观察　组成黄体的细胞有两种：位于中央的细胞体积大，数量多，染色浅，为颗粒黄体细胞；周边一些体积小、细胞核及细胞质染色较深的细胞为膜黄体细胞（图 19-5B）。

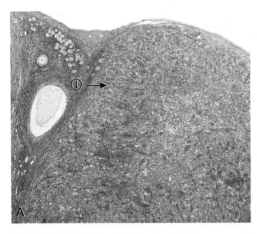
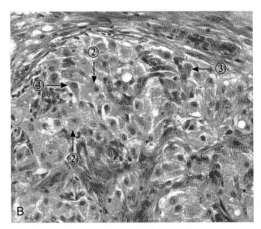

图 19-5　卵巢（A. 低倍，B. 高倍）

① 黄体（corpus luteum）　② 颗粒黄体细胞（granulosa lutein cell）　③ 膜黄体细胞（theca lutein cell）

（二）输卵管（oviduct）

肉眼观察 输卵管的横切面，腔面有许多皱襞。

低倍观察 管壁由内向外依次分为黏膜、肌层和外膜三层。黏膜皱襞较多，管腔不规则。黏膜上皮为单层柱状，固有层为薄层结缔组织，含丰富的血管。肌层分为内环、外纵行两层。外膜为浆膜（图 19-6A）。

高倍观察 黏膜上皮有两种细胞：纤毛细胞和分泌细胞。纤毛细胞胞核圆形或椭圆形，染色较浅，细胞游离面有纤毛。分泌细胞位于纤毛细胞之间，着色较深，游离面没有纤毛（图 19-6B）。

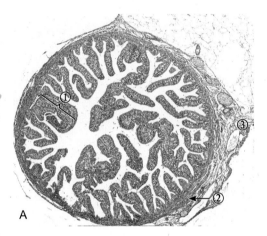
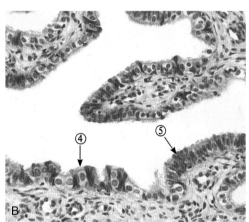

图 19-6 人输卵管（A. 低倍，B. 高倍）

① 黏膜（mucosa） ② 肌层（muscularis） ③ 外膜（adventitia）
④ 纤毛细胞（ciliated cell） ⑤ 分泌细胞（secretory cell）

（郭洪胜）

数字课程学习 ......

✍ 习题

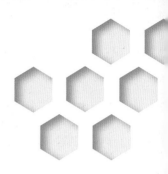

20 第 20 章

胚胎学总论 General Embryology

目的和要求

通过观察胚胎早期发育的模型、实物标本和（或）组织切片，学生能够正确描述卵裂、胚泡形成、植入和二胚层胚盘形成、三胚层胚盘形成过程、胎盘的结构及功能；联系发育异常导致的畸形，分析先天畸形的胚胎学基础，建构胚胎早期正常发育的整个过程，产生探索人胚发生机制的科学兴趣，树立敬佑生命的价值观。

一、模型观察 Model observation

（一）卵裂和胚泡形成（cleavage and blastocyst formation）

1. 卵裂 刚形成的受精卵（fertilized ovum）体积大，在其一端可见有极体。受精后，受精卵迅速进行卵裂（cleavage），约 30 h，受精卵分裂为 2 个卵裂球（blastomere），为二细胞期卵裂球。继续分裂时，2 个卵裂球分裂速度不一致，可见三细胞期卵裂球。受精后第 3 天，已形成有 12~16 个卵裂球的实心胚，形似桑葚，称桑葚胚（morula）（图 20-1A）。

2. 胚泡形成 受精后第 4 天，桑葚胚已发育成胚泡（blastocyst）。胚泡由滋养层、内细胞群和胚泡腔三部分构成（图 20-1B）。

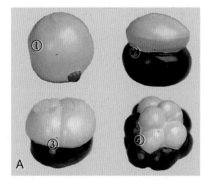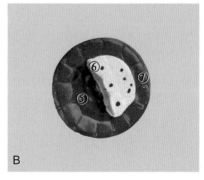

图 20-1　卵裂与胚泡形成（A. 卵裂，B. 胚泡形成）

① 受精卵（fertilized ovum）　② 二细胞期卵裂球（blastomere of 2 cell stage）
③ 三细胞期卵裂球（blastomere of 3 cell stage）　④ 桑葚胚（morula）
⑤ 胚泡腔（blastocyst cavity）　⑥ 内细胞群（inner cell mass）
⑦ 滋养层（trophoblast）

（二）植入和二胚层胚盘形成（implantation and the formation of bilaminar germ disc）

胚泡植入子宫内膜的过程始于受精后第 5 天，完成于 11 天左右。此时，内细胞群和滋养层均继续发育分化。

受精后 5～6 天，胚泡的内细胞群侧极端滋养层先与子宫内膜接触，将其溶解，逐渐埋入子宫内膜（图 20-2A）。

胚泡继续植入子宫内膜。滋养层增殖变厚并分化为细胞滋养层和合体滋养层，合体滋养层内出现小腔隙为滋养层陷窝。内细胞群增殖分化为上胚层和下胚层（图 20-2B）。

受精后 11～12 天，胚泡完全植入，子宫表面上皮修复愈合。胚泡腔内出现胚外中胚层。上、下胚层紧贴成圆盘状结构为二胚层胚盘。上胚层参与羊膜腔的构成，下胚层参与卵黄囊的构成（图 20-2C）。

受精后 14～15 天，胚泡植入后，底蜕膜明显增生，局部向子宫腔内隆起。由于胚外体腔的形成，胚外中胚层被推向四周，衬贴于滋养层内表面和羊膜腔、卵黄囊的外表面，并在胚盘尾侧形成一连接胚盘与滋养层的蒂状结构，即体蒂（图 20-2D）。

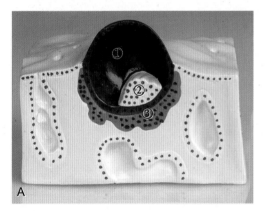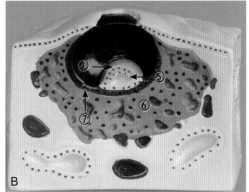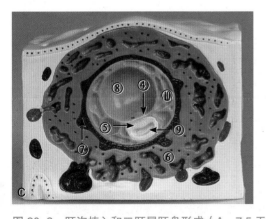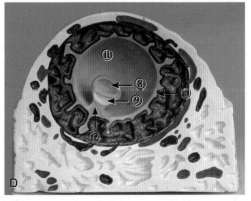

图 20-2 胚泡植入和二胚层胚盘形成（A. 7.5 天，B. 9 天，C. 12 天，D. 14 天）

① 胚泡腔（blastocyst cavity） ② 内细胞群（inner cell mass） ③ 极端滋养层（polar trophoblast）
④ 下胚层（hypoblast） ⑤ 上胚层（epiblast） ⑥ 合体滋养层（syncytiotrophoblast） ⑦ 细胞滋养层（cytotrophoblast） ⑧ 卵黄囊（yolk sac） ⑨ 羊膜腔（amniotic cavity） ⑩ 胚外中胚层（extraembryonic mesoderm） ⑪ 胚外体腔（extraembryonic cavity） ⑫ 体蒂（body stalk）

（三）三胚层胚盘的形成（the formation of trilaminar germ disc）

胚胎发育的第 3 周，胚内中胚层出现，三胚层胚盘形成，状如鞋底，头端宽，尾端窄。

在脊索诱导下，脊索背侧的外胚层中轴部分向背侧增厚形成神经板（neural plate），神经板向下凹陷形成神经沟与神经褶，此时，原条、原结已退缩至尾端（图 20-3A）。

脊索两侧的中胚层明显增殖隆起为轴旁中胚层，并呈节段生长，又称体节，其外侧狭窄区域为间介中胚层，周边宽阔部位为侧中胚层（图 20-3B）。

内胚层为薄层结构，前肠形成部位略隆起（图 20-3C）。

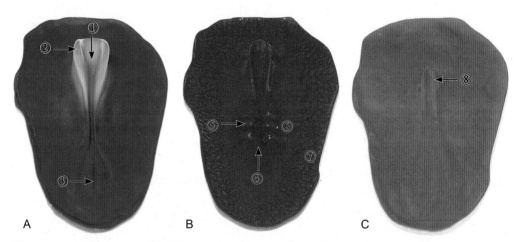

图 20-3　20 天人胚（A．外胚层，B．中胚层，C．内胚层）

① 神经沟（neural groove）　② 神经褶（neural fold）　③ 原条（primitive streak）
④ 脊索（notochord）　⑤ 体节（somite）　⑥ 间介中胚层（intermediate mesoderm）　⑦ 侧中胚层（lateral mesoderm）　⑧ 前肠（foregut）

（四）胎膜和胎盘（fetal membrane and placenta）

妊娠 3 个月时，随着胎儿生长发育，胎儿与胎盘在子宫内的关系清楚可见（图 20-4）。妊娠后的子宫内膜称蜕膜，根据其与胎儿的位置关系可分为底蜕膜、包蜕膜和壁蜕膜。子宫腔内容纳着胎儿和胎膜。

1. 胎膜（fetal membrane）

（1）绒毛膜（chorion）：包于胚体最外面，近底蜕膜部分为丛密绒毛膜，近包蜕膜侧为平滑绒毛膜。

（2）羊膜（amnion）：绒毛膜内面的薄膜称为羊膜。羊膜所包围的腔称为羊膜腔，内含羊水。胎儿游离于羊水中。

（3）卵黄囊（yolk sac）：位于胚体腹面的腔囊，随胚胎发育而退化为卵黄蒂，在脐带形成时被包入脐带内。

（4）尿囊（allantois）：卵黄囊尾侧向体蒂内伸入的一个盲管。

（5）脐带（umbilical cord）：连于胚胎脐部与丛密绒毛膜之间的索状结构。由表面的羊膜包裹着卵黄囊、尿囊、两条脐动脉和一条脐静脉。

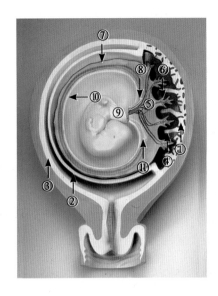

图 20-4　妊娠 3 个月子宫矢状面结构

① 底蜕膜（decidua basalis）
② 包蜕膜（decidua capsularis）
③ 壁蜕膜（decidua parietalis）
④ 胎盘隔（placental septum）
⑤ 丛密绒毛膜（chorion frondosum）
⑥ 绒毛干（stem of villus）
⑦ 平滑绒毛膜（chorion leave）
⑧ 尿囊（allantois）
⑨ 脐带（umbilical cord）
⑩ 羊膜（amnion）
⑪ 卵黄囊（yolk sac）

2. 胎盘（placenta）　胎盘由丛密绒毛膜和底蜕膜构成。胎儿面为丛密绒毛膜，表面覆有羊膜，脐带附于中央或稍偏，其深部为底蜕膜。绒毛干从绒毛膜基部发出，伸向底蜕膜，其顶端形成细胞滋养层壳固定于底蜕膜。绒毛干发出的绒毛分支游离于绒毛间隙。母体面的底蜕膜朝绒毛间隙形成楔形的胎盘隔，把胎盘分隔成若干个胎盘小叶。

ℯ 图 20-1
胎盘

二、实物标本观察 Physical samples observation

（一）正常胚胎标本

观察第 9 周、12 周、16 周、20 周、24 周、28 周、32 周和 38 周正常胎儿发育的外部结构变化特征。

ℯ 图 20-2
3~10 月龄胎儿

（二）畸胎标本

观察无脑儿、脊柱裂、联体儿（图 20-5）等畸胎标本，分析各种畸形的成因。

ℯ 图 20-3
无脑儿
ℯ 图 20-4
头、胸、腹联体畸胎

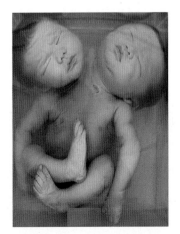

图 20-5　联体儿

（三）胎盘

足月的胎盘呈圆盘形，中央厚而周边薄。胎儿面光滑，表面覆以羊膜，近中央有脐带附着（图 20-6A）；母体面凹凸不平，可见略突起的胎盘小叶（图 20-6B）。

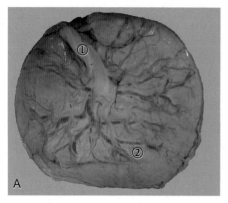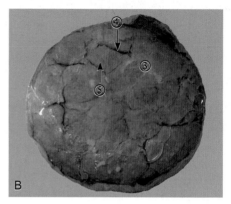

图 20-6 胎盘（A. 胎儿面，B. 母体面）

① 脐带（umbilical cord） ② 羊膜（amnion） ③ 蜕膜（decidua）
④ 胎盘隔（placental septum） ⑤ 胎盘小叶（cotyledon）

三、示教 Demonstration

（一）鸡胚三胚层早期分化

低倍观察 三胚层形成后，脊索诱导中轴部分的外胚层增厚分化为神经板，神经板中央凹陷形成神经沟，两侧隆起为神经褶（图 20-7A）。随着神经沟继续凹陷，神经褶逐渐愈合为神经管。同时，中胚层细胞从中轴到周边部位增殖不均匀，从内向外分化为：轴旁中胚层（体节），为脊索两侧最厚的中胚层；间介中胚层，为轴旁中胚层外侧的狭窄部分；侧中胚层，因其中出现胚内体腔，从而被分为两层，紧贴外胚层的部分为体壁中胚层，紧贴内胚层的部分为脏壁中胚层（图 20-7B）。

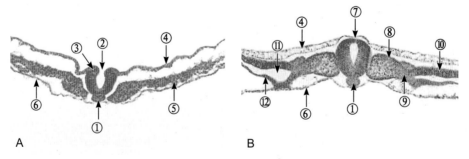

图 20-7 鸡胚（A. 神经沟形成，B. 神经管形成和中胚层分化）

① 脊索（notochord） ② 神经沟（neural groove） ③ 神经褶（neural fold） ④ 外胚层（ectoderm）
⑤ 中胚层（mesoderm） ⑥ 内胚层（endoderm） ⑦ 神经管（neural tube） ⑧ 体节（somite）
⑨ 间介中胚层（intermediate mesoderm） ⑩ 体壁中胚层（somatic mesoderm）
⑪ 胚内体腔（intraembryonic coelom） ⑫ 脏壁中胚层（splanchnic mesoderm）

（二）胎盘绒毛（placental villus）

高倍观察

1. **早期胎盘**　可见绒毛和绒毛间隙。绒毛中轴内结缔组织较多，含较多的毛细血管。绒毛表面的滋养层细胞层数较多，紧贴结缔组织的为一层细胞滋养层，绒毛表面为合体滋养层（图 20-8A）。

2. **晚期胎盘**　可见绒毛和绒毛间隙。绒毛中轴内结缔组织较少，毛细血管丰富。绒毛表面的滋养层细胞层数少，仅见合体滋养层（图 20-8B）。

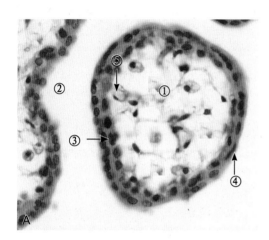
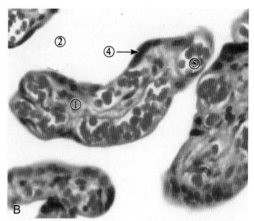

图 20-8　胎盘绒毛（A. 早期胎盘，B. 晚期胎盘）

① 结缔组织（connective tissue）　② 绒毛间隙（intervillous lacuna）
③ 细胞滋养层（cytotrophoblast）　④ 合体滋养层（syncytiotrophoblast）　⑤ 毛细血管（capillary）

（周世雄）

数字课程学习 ......

✍ 习题

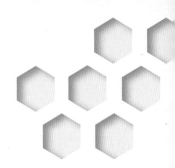

21 第㉑章

胚胎学各论 Special Embryology

目的和要求

通过观察模型，学生能够描述颜面发生、原始消化管的发生、泄殖腔的分隔、后肾和生殖腺的发生、心脏的发生及内部分隔、胎儿血液循环的特点及出生后的变化等；联系器官系统发生异常导致的先天畸形，分析先天畸形的胚胎学基础，建构三胚层分化形成的原基进一步发育为人体组织、器官和系统的过程，感知学习胚胎学的科学价值和临床意义。

一、模型观察 Model observation

（一）颜面的发生

人胚发育至第 5 周末，颜面部可见 5 个明显的突起：上方正中较大的为额鼻突，两侧对应的为左、右各一的上颌突、下颌突，中间凹陷处为口凹（原始口腔）。随后额鼻突下外侧增生隆起形成鼻板，鼻板中央凹陷为鼻窝（图 21-1A）。鼻窝内外侧缘隆起，分别为内侧鼻突和外侧鼻突。左、右上颌突向内侧鼻突靠拢，左、右下颌突在中线愈合（图 21-1B）。胚胎发育至第 7 周初，两侧内侧鼻突在中线融合，上颌突与同侧内侧鼻突融合形成上唇，外侧鼻突参与构成鼻外侧壁和鼻翼，并与上颌突愈合。眼由头部两侧逐渐前移（图 21-1C）。至第 8 周，胚胎颜面已具人形（图 21-1D）。

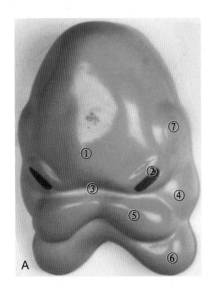

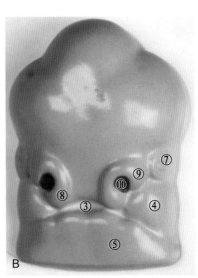

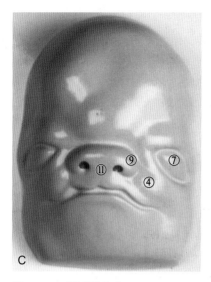
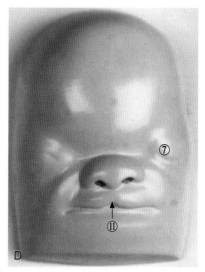

图 21-1　颜面形成（A. 35 天，B. 36 天，C. 44 天，D. 50 天）

① 额鼻突（frontonasal prominence）　② 鼻板与鼻窝（nasal placode and pit）
③ 原始口腔（primitive mouth）　④ 上颌突（maxillary prominence）
⑤ 下颌突（mandibular prominence）　⑥ 第二鳃弓（second branchial arch）
⑦ 眼（eye）　⑧ 内侧鼻突（median nasal prominence）
⑨ 外侧鼻突（lateral nasal prominence）　⑩ 鼻窝（nasal pit）
⑪ 内侧鼻突融合（the fusion of median nasal prominence）

（二）消化系统与呼吸系统的发生

1. 原始消化管的形成　人胚发育至第 3 周末，由于三胚层胚盘的卷折，使内胚层与脏壁中胚层卷入胚体内，形成一条纵行的管道，称为原始消化管（primitive gut），可分为前肠、中肠和后肠三部分（图 21-2A）。

2. 消化管的形成与演变　前肠头端的扁平漏斗状膨大为原始咽。4 ~ 6 周时，原始咽尾侧的前肠部分分化为食管。前肠末端的梭形膨大逐渐分化为胃（图 21-2B）。

第 5 周，中肠已成 U 形的中肠袢（midgut loop）。中肠袢顶部与卵黄蒂相连，卵黄蒂的头侧为中肠袢的头支，尾侧为中肠袢的尾支。6 周时，中肠袢生长迅速，突入脐腔内，形成生理性脐疝。在脐带内，头支生长快，形成小肠（即空肠和回肠）；尾支出现一囊状突起，称盲肠突，是盲肠和阑尾的原基，也是大肠和小肠的分界（图 21-2B）。脐带内肠袢围绕肠系膜上动脉呈逆时针方向旋转 90°，使肠袢的头支转向右侧，尾支转向左侧。第 10 周时，腹腔扩大，脐带内的肠管迅速返回腹腔。肠袢再次发生逆时针旋转180°，使头支转向肠系膜上动脉的左侧，尾支在肠系膜上动脉的右侧，盲肠先是位于肝下方，之后下降至右髂窝，在下降过程中，升结肠随之形成。后肠则被推向左侧，主要演化成为降结肠和乙状结肠。

后肠末端膨大部分为泄殖腔（图 21-2B，图 21-3），其腹侧与尿囊相通，尾端为泄殖腔膜。第 6 周，间充质形成尿直肠隔，将泄殖腔分为腹侧的尿生殖窦和背侧的原始直肠两部分。泄殖腔膜也被分隔成腹侧的尿生殖膜和背侧的肛膜。

3. 呼吸系统的发生 第4周时，原始咽的底部正中出现一纵行浅沟，称为喉气管沟。此沟在咽的腹侧形成相应的嵴。喉气管沟逐渐变深，嵴在原始咽的腹侧扩大形成喉气管憩室，它是形成喉、气管、支气管和肺的原基。第6周时，喉气管憩室末端膨大，分支为左、右肺芽（图21-2B），是支气管和肺的原基。

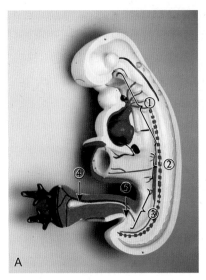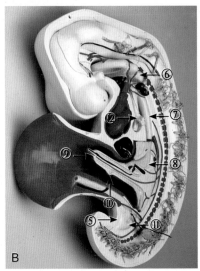

图 21-2　原始消化管的形成与演变（A. 4周，B. 6周）

① 前肠（foregut）　② 中肠（midgut）　③ 后肠（hindgut）　④ 尿囊（allantois）
⑤ 泄殖腔膜（cloacal membrane）　⑥ 原始咽（primitive pharynx）
⑦ 食管（esophagus）　⑧ 胃（stomach）　⑨ 中肠袢（midgut loop）
⑩ 盲肠突（caecal swelling）　⑪ 泄殖腔（cloaca）　⑫ 肺芽（lung bud）

（三）泌尿系统与生殖系统的发生

间介中胚层增生形成纵向的细胞索，称为生肾索（nephrogenic cord）。生肾索的细胞增生，使胚体后壁背主动脉两侧形成左右对称的纵行隆起，称为尿生殖嵴。尿生殖嵴形成不久，中央部分出现一条纵沟，将其分为内外两条并行的纵嵴，内侧份较短而细，为生殖腺嵴（gonadal ridge），是生殖腺原基；外侧份较长而粗，为中肾嵴（mesonephric ridge）（图21-3A）。

1. 肾和输尿管的发生

（1）前肾：4周初，由前肾小管和前肾管组成，4周末退化消失。

（2）中肾：在4~6周，前肾小管的尾侧出现许多横行的中肾小管，中肾小管外侧与前肾管相通，此时前肾管改称为中肾管。中肾管末端通入泄殖腔。在胚体的横断面上可见中肾小管形成的肾小囊及血管球（图21-3A）。

（3）后肾：5周时，中肾管接近泄殖腔处向背侧伸出一盲管，称输尿管芽（ureteric bud），输尿管芽周围的生后肾原基（metanephrogenic blastema）包绕着输尿管芽，共同发育成肾（图21-3B）。

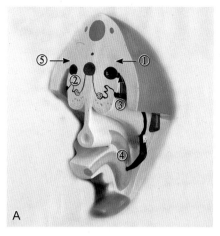
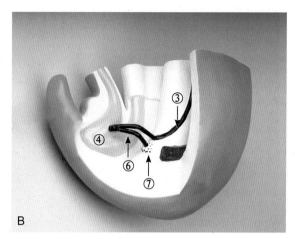

图 21-3 肾发生（A. 横断面，B. 侧面）

① 中肾嵴（mesonephric ridge） ② 生殖腺嵴（gonadal ridge） ③ 中肾管（mesonephric duct）
④ 泄殖腔（cloaca） ⑤ 中肾小管（mesonephric tubule） ⑥ 输尿管芽（ureteric bud）
⑦ 生后肾原基（metanephrogenic blastema）

2. 生殖腺的发生与分化 第 5 周初，生殖腺嵴表面上皮向深部间充质内增生，形成初级性索。此时，原始生殖细胞已沿后肠背系膜迁移到初级性索内。如向睾丸分化，表面上皮下方间充质形成白膜，其深部的初级性索增殖、生长发育为睾丸索，睾丸索再演化为生精小管和睾丸网。睾丸索周围的间充质分化为睾丸间质和间质细胞。如向卵巢分化，第 10 周后，初级性索退化，生殖腺嵴表面上皮继续增生、下陷形成次级性索。继而，次级性索断裂、形成许多孤立的细胞团，即原始卵泡，其中央为卵原细胞（来自原始生殖细胞），周边的次级性索细胞分化为卵泡细胞。

（四）循环系统的发生

1. 心脏的发生

（1）心脏外形的演变：19 天时，口咽膜头侧的生心区形成生心索及围心腔。22 天时，随着头褶的形成，生心区由头侧转到前肠腹侧。此时生心索中出现腔隙，形成 2 条纵行的管道，称心管。随着胚体的卷褶，左右心管融合成一条心管并依次出现心球、心室和心房 3 个膨大。第 25 ~ 26 天时，心管两端又出现动脉干和静脉窦（图 21-4A）。

在心管发育过程中，由于心球和心室比心管其他部分生长得快，同时心管的生长速度快于围心腔，心球、心室向右、腹、尾侧生长，使心球、心室之间形成 U 形弯曲，称球室袢；而心房和静脉窦逐渐脱离横膈，向左、背、头侧弯曲，致使心脏的外形呈 S 形弯曲。随着心管的继续生长，心房转向背侧，心室转向腹侧。静脉窦向两侧膨出，形成左、右角（图 21-4B）。

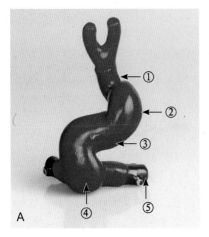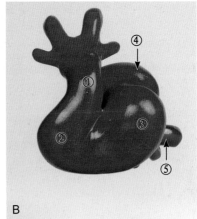

图 21-4 心脏外形建立（A. 23 天，B. 28 天）

① 动脉干（truncus arteriosus） ② 心球（bulbus cordis）
③ 心室（cardiac ventricle） ④ 心房（cardiac atrium）
⑤ 静脉窦（sinus venosus）

（2）心脏内部的分隔

1）房室管的分隔：房室管是心房和心室连接处的一个狭窄的通道。在房室管的背侧壁和腹侧壁，由心内膜下组织增厚分别形成背、腹侧心内膜垫（图 21-5A）。两个心内膜垫彼此向相对方向生长，在第 5 周靠拢、愈合，将房室管分成左、右房室管（图 21-5B）。

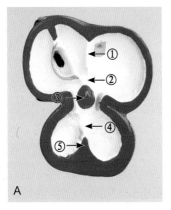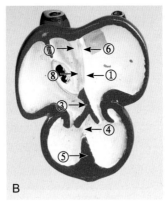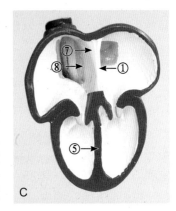

图 21-5 心脏内部的分隔（A. 27 天，B. 35 天，C. 45 天）

① 第一房间隔（septum primum） ② 第一房间孔（foramen primum）
③ 心内膜垫（endocardial cushion） ④ 室间孔（interventricular foramen）
⑤ 室间隔（interventricular septum） ⑥ 第二房间孔（foramen secundum）
⑦ 第二房间隔（septum secundum） ⑧ 卵圆孔（foramen ovale）

2）心房的分隔：第 4 周时，从心房的头端背侧正中线上长出一层薄的新月形膜，称第一房间隔。在第一房间隔向心内膜垫方向生长时，其下方游离缘与心内膜垫之间有一个孔，称第一房间孔（图 21-5A）。随着第一房间孔逐渐变小，在第一房间隔的中央出现由几个小孔融合成的大孔，称第二房间孔。第一房间孔随之关闭。到第 5 周末，在第一房间隔的右侧，从心房的头端腹侧壁上，又发生一个镰状隔膜，称为第二房间隔。第二房间隔也向心内膜垫方向生长，尾侧留下一个卵圆孔。第一房间隔逐渐成为卵圆孔瓣。第一、第二房间隔的形成将心房分隔成左心房和右心房（图 21-5B、C）。

3）心室的分隔：第 4 周末，在心室底壁的心尖处出现一个半月形肌性隔膜，称为肌性室间隔（图 21-5A、B）。肌性室间隔向心内膜垫方向生长，其游离缘和心内膜垫之间有一个半月形的孔，称室间孔。到第 7 周末，室间孔由来自三个方面的心内膜下组织，即左、右心球嵴和心内膜垫愈合而闭锁，形成膜性室间隔，并与肌性室间隔的游离缘融合（图 21-5C）。

2. 胎儿血液循环

胎儿血液循环的主要特点：① 连于胎儿脐部与胎盘之间的两条脐动脉和一条脐静脉（图 21-6）。② 连接脐静脉和下腔静脉的一条静脉导管。③ 左、右心房之间有卵圆孔。④ 肺动脉干与主动脉之间的一条动脉导管。

胎儿出生后血液循环的变化：① 脐动脉大部分退化为脐侧韧带，近侧一小段保留为膀胱上动脉。② 脐静脉闭锁为肝圆韧带。③ 肝的静脉导管退化为静脉韧带。④ 卵圆孔约在出生后 1 年完全封闭。⑤ 动脉导管约在出生后 3 个月完全闭锁，成为动脉韧带。

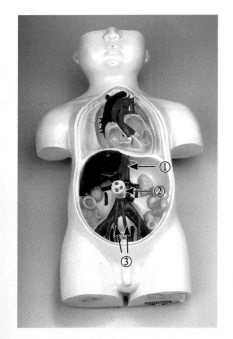

图 21-6　胎儿血液循环
① 脐静脉（umbilical vein）
② 脐带（umbilical cord）
③ 脐动脉（umbilical artery）

二、实物标本观察 Physical samples observation

器官畸形标本

观察唇裂（图21-7）、腭裂、房间隔缺损、异位肾、马蹄肾（图21-8）、内脏反位（图21-7）等畸形，分析各种畸形的成因。

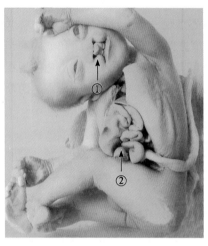

图 21-7　唇裂与内脏反位
① 唇裂（cleft lip）
② 内脏反位（situs inversus viscerum）

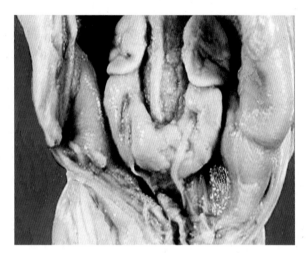

图 21-8　马蹄肾

（周世雄）

数字课程学习 ......

✎ 习题

主要参考书目

[1] 石玉秀．组织学与胚胎学 [M]．3 版．北京：高等教育出版社，2018．

[2] 王春艳，余鸿．组织学与胚胎学 [M]．北京：人民卫生出版社，2020．

[3] 石玉秀．组织学与胚胎学彩色图谱 [M]．3 版．北京：高等教育出版社，2018．

[4] 曾园山，李朝红．组织学与胚胎学实验指导 [M]．北京：人民卫生出版社，2014．

[5] 曾园山，常青，杨雪松．组织学与胚胎学实验指导（英文版）[M]．北京：人民卫生出版社，2012．

郑重声明

高等教育出版社依法对本书享有专有出版权。任何未经许可的复制、销售行为均违反《中华人民共和国著作权法》，其行为人将承担相应的民事责任和行政责任；构成犯罪的，将被依法追究刑事责任。为了维护市场秩序，保护读者的合法权益，避免读者误用盗版书造成不良后果，我社将配合行政执法部门和司法机关对违法犯罪的单位和个人进行严厉打击。社会各界人士如发现上述侵权行为，希望及时举报，我社将奖励举报有功人员。

反盗版举报电话　（010）58581999　58582371
反盗版举报邮箱　dd@hep.com.cn
通信地址　北京市西城区德外大街4号　高等教育出版社法律事务部
邮政编码　100120

读者意见反馈

为收集对教材的意见建议，进一步完善教材编写并做好服务工作，读者可将对本教材的意见建议通过如下渠道反馈至我社。

咨询电话　400-810-0598
反馈邮箱　gjdzfwb@pub.hep.cn
通信地址　北京市朝阳区惠新东街4号富盛大厦1座　高等教育出版社总编辑办公室
邮政编码　100029

防伪查询说明

用户购书后刮开封底防伪涂层，使用手机微信等软件扫描二维码，会跳转至防伪查询网页，获得所购图书详细信息。

防伪客服电话　（010）58582300

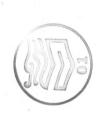